RAHEL RENATE MANN
(1937–2022)

JÜDISCHE MINIATUREN
Herausgegeben von Hermann Simon

BAND 329 RAHEL RENATE MANN

Mit freundlicher Unterstützung von

URSULA LACHNIT-FIXSON
STIFTUNG

Alle „Jüdische Miniaturen" sind auch im Abonnement
beim Verlag erhältlich.

Die Deutsche Nationalbibliothek verzeichnet diese Publikation
in der Deutschen Nationalbibliografie; detaillierte Daten sind im
Internet über https://portal.dnb.de/ abrufbar.

Inh. Dr. Nora Pester
Capa-Haus, Jahnallee 61
04177 Leipzig
info@hentrichhentrich.de
www.hentrichhentrich.de

Lektorat: Philipp Hartmann
Gestaltung: Michaela Weber
Druck: Winterwork, Borsdorf

1. Auflage 2025

Printed in Germany
ISBN 978-3-95565-687-4

DIRK CLAUSMEIER

RAHEL RENATE MANN

PSYCHOTHERAPEUTIN – LYRIKERIN – ZEITZEUGIN

MIT EINEM VORWORT VON
SUSAN LOEWENTHAL LOURENÇO

HENTRICH & HENTRICH

CENTRUM JUDAICUM

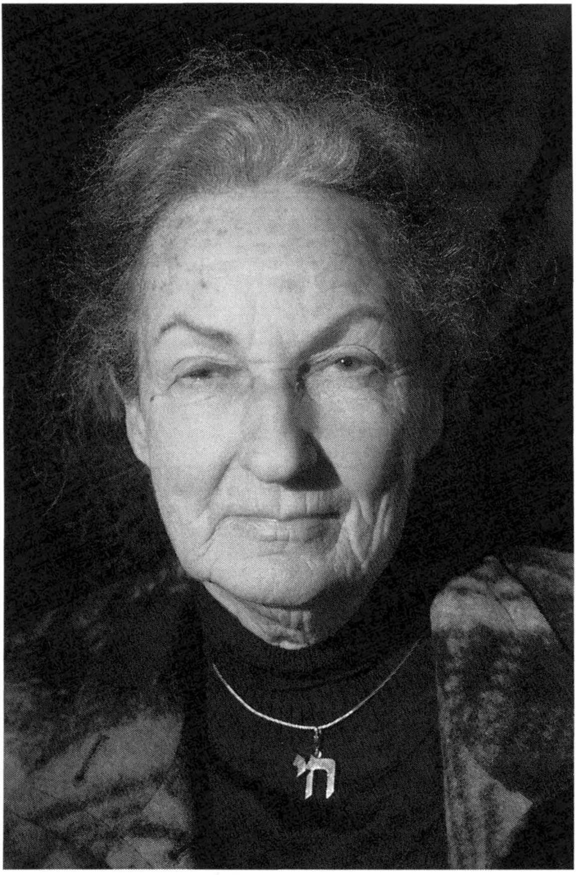

Rahel Mann, Berlin 2013

Inhalt

Geleitwort von Susan Loewenthal Lourenço

Rahel Mann wurde 1937 unter dem Namen Renate Wolf in Berlin als Tochter von Milda Edith Wolf und Joseph Hecht geboren. Ich selbst wurde keine zwei Jahre zuvor, Ende 1935, in London geboren. Sie war Jüdin, geboren von einer unverheirateten, getauften jüdischen Mutter und einem jüdischen Vater. Ich bin ebenfalls Jüdin, meine Eltern waren Berliner Juden, denen 1933 die Flucht aus Nazi-Deutschland noch rechtzeitig gelungen war und die zum Ende desselben Jahres in London geheiratet hatten. 1933 war das Jahr, ab dem die Juden in Berlin ununterbrochen diskriminiert, verfolgt und dann schließlich deportiert wurden. Die meiste Zeit meines Lebens war ich mir gar nicht bewusst, wie viel Glück ich gehabt hatte.
Rahel verbrachte ihre ersten Jahre in einer Reihe von Pflegefamilien, da ihre Mutter sich nicht um sie kümmern konnte oder wollte. Doch 1941 wurden Rahels jüdische Pflegeeltern in den Osten deportiert und ihre Mutter nahm Rahel, kurz vor ihrer eigenen Deportation zur Zwangsarbeit in einem Außenlager des Konzentrationslagers Sachsenhausen, mit in ihre Wohnung in Schöneberg. In diesem Stadtteil Berlins verbrachte Rahel später den größten Teil ihres Lebens. Schon früh musste sie sich an die Abwesenheit ihrer Eltern gewöhnen: Ihren Vater, der 1941 im französischen

Konzentrationslager Gurs erschossen wurde, hatte sie vermutlich nie kennengelernt. Ihre Mutter war seit Rahels Geburt emotional distanziert und nach ihrer Deportation nach Sachsenhausen zusätzlich auch körperlich abwesend.
Ganz anders sind meine eigenen Erfahrungen: Mein interessierter Vater und meine fürsorgliche Mutter hatten es geschafft, mir eine normale Kindheit in einer für sie schrecklichen Zeit zu ermöglichen. In den frühen 1940er Jahren wussten sie noch nicht, was Familie und Freunden, die in Nazi-Deutschland zurückgeblieben waren, widerfahren war. Zu Beginn des Zweiten Weltkriegs arbeitete mein Vater, einer der zwölf jüdischen medizinischen Forscher des Robert Koch-Instituts, die 1933 zur Ausreise gezwungen worden waren[1], als Arzt beim Emergency Medical Service (EMS) in den Bunkern in London. Obgleich er in London weiter als Mediziner tätig sein konnte, hatte er an seine in Berlin begonnene, vielversprechende medizinische Forschungskarriere in England nicht wieder anknüpfen können. Meine Mutter führte unseren Haushalt in einer kleinen Stadt etwa 55 Kilometer von London entfernt, in der man vor den Bombenangriffen sicherer war als in London. Hier hatte man, wie man uns sagte, vor unserer Ankunft noch nie einen Juden gesehen. Zu meiner Mutter und meinen Großeltern mütterlicherseits, denen es gelungen

war, Berlin nach meiner Geburt zu verlassen, gesellten sich noch zahlreiche Freunde, die alle einen ähnlichen „kontinental-jüdischen“ Hintergrund hatten. Diese Freunde kamen meistens zum Übernachten, um dem nächtlichen „Blitz“ in London zu entgehen. Mein Vater gesellte sich so oft wie möglich zu uns und nahm sich die Zeit, mir endlose historische oder mythische Geschichten zu erzählen, drängte mich, meinen Wortschatz zu erweitern (sein eigenes Englisch war gar nicht so schlecht) und sowohl Fragen zu stellen als auch Antworten zu suchen. Und von ihm lernte ich auch, die Geräusche von Flugzeugen über mir zu unterscheiden. Schnell konnte ich einordnen, ob die „fliegenden Festungen“ oder Dakotas von Verbündeten oder Feinden geflogen wurden. Darüber hinaus war ich auch treffsicher in der Bestimmung des Modells.

Meine Mutter war immer für ihre Kinder da, morgens, mittags und abends kochte sie erstaunliche Mahlzeiten aus dem wenigen, was es zu essen gab. Meine über sechzigjährige Großmutter fuhr jeden Tag mit dem Bus in die nächste Kleinstadt, um dort Kleidung zu nähen. Für wen, weiß ich nicht, aber es war Teil der „Kriegsanstrengungen“. Unser Haushalt war immer voll mit Menschen. Es muss eine große Angst um die vielen in Berlin zurückgebliebenen Familienmitglieder und Freunde geherrscht haben, aber vor uns

Kindern (meine Schwester war fast vier Jahre jünger als ich, also ein Baby zu dieser Zeit) wurde kein Wort darüber gesprochen. Die Freunde saßen über Nacht bei uns auf Stühlen und kehrten in den frühen Morgenstunden nach London zurück. Ich verstand nicht, was da vor sich ging, weder in London noch auf dem „Kontinent".

Rahel wurde im Alter von drei Jahren getauft, weil ihre Mutter glaubte, dass sie so vor den Schrecken des Nationalsozialismus gerettet werden würde. Ich hingegen wurde in dem Glauben erzogen, dass Konvertieren schlimmer als der Tod sei. Aus Sorge vor einer solchen Konvertierung durfte ich niemals einen Bonbon von einem Fremden auf der Straße annehmen. Meine Mutter versuchte, mir das Judentum beizubringen, sprach oft von der Bibel und bestand sogar darauf, dass meine jüdische Identität in der Schule vor allen anderen Kindern bekannt gemacht wurde. Das war nicht leicht für mich.

Schon zu Beginn des Krieges wurde Rahel von einer Vielzahl von Fremden betreut, von Nachbarn aus dem Wohnblock, einschließlich der Ehefrau des Blockwarts (eine „Erfindung" der Nazis). Sie überlebte dank der Hilfe von Menschen, die immer ein offenes Ohr für das kleine Mädchen gehabt hatten. Ab November 1944 wurde Rahel bis zur Befreiung durch die Russen im Mai 1945 in einem Keller versteckt. Sie schaffte es, diese schwierige Kindheit zu überleben. Wie ich hatte sie kein schlechtes Wort über die Russen zu sagen. Die Russen hatten sie aus dem Keller befreit, in dem sie die letzten Kriegsmonate versteckt war, und für mich in England waren die Russen Verbündete, wie die Amerikaner Verbündete waren, die uns halfen, die Nazis zu besiegen. Für mich als Kind waren Churchill, Roosevelt und Stalin Helden. Bei Kriegsende 1945 hatte ich Fotos dieser drei Männer auf dem Kaminsims in meinem Kinderzimmer stehen, zusammen mit Dürers „Jungem Hasen" und der „Siegesrede" von König George VI. an das britische Volk. Rahel schaffte es in den noch vom Nationalsozialismus geprägten 1950er Jahren und ohne familiäre Unterstützung, ihre Schulzeit in Berlin zu überstehen und das Abitur zu erlangen. Sie ging zur Universität und wurde Lehrerin. Genau wie Rahel habe auch ich diesen Weg eingeschlagen. Es gab nach dem Zweiten Weltkrieg nur wenige berufliche Möglichkeiten für Frauen. So war die Realität für Frauen sowohl in Deutschland als auch in England.

Rahels erwachsenes Leben ähnelte meinem; es bestanden gewisse gesellschaftliche Erwartungen an Frauen in dieser Zeit. Wir sollten heiraten. Das tat sie. Ich auch. Wir sollten Kinder bekommen. Das tat sie. Ich auch. Gleichzeitig wollten wir frei und eigenständig

sein. Wir beide haben deshalb in unserem Leben mehrmals den Beruf gewechselt. Rahel wurde Ärztin und Psychotherapeutin, ich wurde Sozialpsychologin und arbeitete mit Gruppen und in verschiedenen Organisationen.
Genau wie Rahel lebte auch ich einige Jahre in Israel. Während Rahel dort allerdings Hebräisch studierte, wurde ich zur Menschenrechtsaktivistin. Wir wurden beide zu Zeitzeuginnen, sie hielt zahlreiche Vorträge in und um Berlin, fragte sich aber, ob es gut war, ein „Zeuge" jener schrecklichen Tage zu sein. Und ich „zeugte" von dem, was ich an den zahlreichen Kontrollpunkten in den besetzten palästinensischen Gebieten gesehen hatte. „Wenn keiner etwas sagt und keiner etwas tut, dann musst du das tun!", sagte Rahel in einem Interview.[2] Das macht uns, wenn auch nicht gleich, doch etwas ähnlich.
Wie Rahel, die nach zehn Jahren in Israel 2007 nach Berlin zurückkehrte, lebe ich seit 2012 in dieser Stadt. Allerdings hätte ich es mir als Kind, als junge Frau oder später als Berufstätige in den USA niemals träumen lassen, hier einmal zu leben. Im Gegensatz zu Rahel habe ich auch nie Gedichte oder Bücher geschrieben. Dennoch fühle ich mich mit dieser bemerkenswerten Frau eng verbunden, die ebenfalls Mitte der dreißiger Jahre geboren wurde und die in ihrem Leben so viel überwunden hat, ohne Angst oder

Wut. Wir haben uns nur ein einziges Mal in Berlin bei einem privaten Abendessen getroffen, und ich bedaure es, dass wir damals nicht noch mehr Zeit gehabt hatten, miteinander zu sprechen: über ihre Zeit im Versteck, verborgen vor den Schrecken der Shoah, und über ihr späteres eigenständiges Leben.

Dr. Susan Loewenthal Lourenco wurde in London geboren. Sie ist promovierte Sozialpädagogin und hat in den USA in der Verwaltung mehrerer Universitäten gearbeitet und sich in Israel mit Menschenrechten beschäftigt. Seit zwölf Jahren lebt sie in Berlin.

Vorwort

Bis kurz vor Beginn der Corona-Pandemie im März 2020 war der erste Montag im Monat um 17:30 Uhr ein fester Termin im Kalender dutzender Berlinerinnen und Berliner. Rahel Renate Mann las dann im Rathaus Schöneberg aus dem Buch von Tina Hüttl „Uns kriegt ihr nicht: Als Kinder versteckt – jüdische Überlebende erzählen". Das Buch beinhaltet das Zeugnis von insgesamt fünfzehn Jüdinnen und Juden, die als Kinder oder Jugendliche die NS-Zeit im Untergrund überlebt hatten.[3] Eine von ihnen war Rahel Renate Mann.

Fast wie einen Jahreszyklus aus der Thora las Rahel Mann jeden Monat eine andere Geschichte vor. Im Anschluss entstand immer eine Diskussion und Rahel Mann ging auf alle Fragen, ob gehaltvoll oder nicht, in ihrer offenen, forschen, aber immer wertschätzenden Art ein. Oftmals kannte sie die anderen – zumeist bereits verstorbenen – Überlebenden persönlich und reicherte deren Geschichten mit eigenen Anekdoten an.

Jeden Abend schlossen sich Diskussionen über andere Themen an, solche, die Rahel Mann eben gerade beschäftigten. Dabei ging es um Sterbebegleitung, Esoterik und immer auch um Belletristik und Philosophie. Jeden Monat hatte Rahel Mann einen

Buchtipp parat und machte dann Werbung für die Literaturbuchhandlung am Bayerischen Platz, wo sie das Buch selbst gerade erstanden habe. „Gehen Sie da am besten gleich morgen hin, es liegen noch einige Exemplare in der Auslage." Es herrschte Salonatmosphäre in Berlin-Schöneberg. Am Ende verließen alle Teilnehmenden den Abend bewegt, mit neuen Inspirationen und vor allem Hausaufgaben für den neuen Monat.

In dieser Zeit kam auch meine Schwiegermutter aus Jerusalem häufiger zu Besuch nach Berlin und ich suchte hier für sie gleichaltrige jüdische Freundinnen. So lud ich Rahel Mann zum Mittagessen zu uns nach Hause ein, um die beiden Damen miteinander zu vernetzen. Dieses Vorhaben ging leider gründlich schief, weil sich die beiden im wahrsten Sinne des Wortes nichts zu sagen hatten. Die sprachliche Verständigung gelang nicht. Hebräisch mit Englisch funktionierte nicht, Rahel Mann blieb ganz beharrlich im Deutschen, das meine Schwiegermutter nicht versteht. Das Engagement meiner Schwiegermutter für Frauenrechte in Israel interessierte Rahel Mann nicht. Bei Rahel Manns esoterischen Ausführungen, die ich simultan übersetzte, schüttelte meine Schwiegermutter nur den Kopf. Vielleicht mochte keine der beiden selbstbewussten Damen eine andere starke Frau neben sich am Tisch akzeptieren.

Nach dem Mittagessen entstand dann aber – warum eigentlich so unerwartet? – eine Freundschaft zwischen Rahel und mir. Rahel Mann kannte bei Freundschaften keine Altersgrenzen, sie hatte eine 100-jährige Freundin, scharte aber eben auch weitaus jüngere Menschen um sich, mit denen sie sich gerne und regelmäßig im Schöneberger Kiez zum Kaffee oder Abendessen traf. Mit viel Humor, manchmal auch Sarkasmus, erzählte sie dann über ihr Leben, ließ andere daran teilhaben, blieb dabei aber immer interessiert an ihrem Gegenüber.
Auch wenn ich Rahel Mann selbst gut kennenlernen durfte und ihre persönlichen Erzählungen mit in diesen Band der Miniaturen eingeflossen sind, habe ich sie nur in den letzten Jahren ihres langen Lebens in Berlin erlebt. In diese Zeit fiel erschwerend die Corona-Pandemie, während der wir zwar telefonisch und durch kleinere Einkäufe, die ich ab und an für sie erledigen durfte, in Kontakt blieben, doch der Austausch war stark eingeschränkt. Der „Salon" im Schöneberger Rathaus kam gänzlich zum Erliegen und wurde auch nicht virtuell fortgeführt. Für Rahel war die Digitalisierung schwierig.
Die vielen anderen Phasen ihres Lebens konnte ich mir nur erschließen und mich annähern durch Recherche in den Archiven, Texten und ihren zahlreichen Interviews, die im Internet zugänglich sind.

Vor allem aber habe ich mit Menschen gesprochen, die mit Rahel schon zu früherer Zeit befreundet waren. Dies gilt insbesondere für ihre Jahre in Braunschweig, wo ich einen Tag mit der Fotografin Jutta Brüdern verbracht habe, die eng mit ihr verbunden war. Gesprochen habe ich auch mit Christiane Velke und der ehemaligen Schöneberger Bürgermeisterin Angelika Schöttler. Darüber hinaus standen mir Rahels Tochter Isabell Albo und ihr Enkel Sefi in Israel für meine Fragen zur Verfügung. Bei ihnen möchte ich mich ganz besonders bedanken, vor allem auch für den Nachmittag in Aschkelon im September 2024, in dem Israel von allen Seiten mit Raketen angegriffen wurde. Dank gebührt auch Maren Göre, die mich freundschaftlich bei der Korrektur des Manuskripts unterstützt hat. Bei Philipp Hartmann bedanke ich mich für das freundliche und unkomplizierte Lektorat. Bei der Ursula Lachnit-Fixson Stiftung bedanke ich mich für die finanzielle Unterstützung des Buchprojektes.

Während der Zeit des Nationalsozialismus war Rahel Mann ein kleines Kind, das von Hand zu Hand gereicht wurde. Rekonstruieren ließ sich dies vor allem durch Erzählungen von Zeitzeugen, die schon im Laufe des Lebens von Rahel Mann immer mehr verschwanden. Die Archivlage ist verständlicherweise sehr dünn, sodass es sich bei diesem Buch nur um eine Annäherung handelt. Zeitlebens war Rahel Mann selbst damit beschäftigt, ihre eigene Identität besser zu verstehen und ihr Leben zu rekonstruieren. Manche Puzzleteile wurden zuerst falsch gesetzt und mussten dann im Laufe ihres Lebens wieder korrigiert werden. Das führte teilweise zu Irritationen und Verwerfungen, muss aber doch gerade für Rahel Mann selbst besonders belastend gewesen sein, weil sie sich ihre eigene Identität immer wieder aufs Neue erschließen musste.

„Rahel Mann lebte nach der Befreiung voller Kraft und willensstark auf", so stand es in der Traueranzeige im Berliner *Tagesspiegel*.[4] Mit diesem inneren positiven Lebensdrang gelang es ihr, ihr Leben alle zehn bis fünfzehn Jahre komplett umzukrempeln und sich dabei selbst wieder ganz neu zu erfinden. Eigentlich waren es sieben Leben, die sie geführt hatte: 1. Überleben als Kind im Nationalsozialismus; 2. Kindheit und Jugend in der Nachkriegszeit; 3. Lehramtsstudium und Familiengründung; 4. Scheidung und Berufswechsel zur Psychotherapeutin; 5. eigene Praxis und Tätigkeit als Autorin in Braunschweig; 6. Autorin und Selbststudium in Israel; 7. Zeitzeugin und Sterbebegleiterin in Berlin-Schöneberg. Diesen verschiedenen Phasen ihres Lebens werde ich mich auf den weiteren Seiten manchmal vertiefter und teilweise etwas kurzgefasster widmen.

Ich werde im weiteren Text weitestgehend nur noch von Rahel und nicht von Rahel Mann sprechen. Für mich als befreundeten Autor schreibt es sich so leichter. Da Rahel aber durch ihre Zeit in Israel ohnehin einen unkonventionellen Umgang gewohnt war, hatte sie es immer auch selbst als angenehmer empfunden, einfach nur mit ihren Vornamen angesprochen zu werden.

Geburt und Überleben

Rahel wurde am 7. Juni 1937 als Renate Wolf in Berlin-Neukölln geboren. Sie war das einzige und uneheliche Kind der christlich getauften Jüdin Milda Edith Martens, geborene Wolf. Rahel sagte oft mit etwas sarkastischem Witz, sie sei das Resultat einer einzigen Nacht ihrer Mutter mit einem fremden Mann.[5] Das dürfte etwas zugespitzt sein. Schon die Tatsache, dass ihr Vater Joseph Hecht offiziell als ihr Vater eingetragen war, spricht wohl eher dagegen. Richtig ist aber, dass die Verbindung ihrer Eltern nur von kurzer Dauer war.

Eine Gemeinsamkeit hatten die Eltern von Rahel Mann. Beide kamen sie aus Hamburg. Ihr Vater Joseph Hecht wurde am 10. Dezember 1887 in Lemberg (heute Lwiw, Ukraine) geboren, zog aber als Kleinkind mit seinen Eltern, die österreichische Staatsbürger waren, nach Hamburg-Altona. Er wuchs mit sechs Geschwistern in einer jüdischen Kaufmannsfamilie auf. Der Vater war Schuhhändler.[6] Joseph Hecht diente als Soldat im Ersten Weltkrieg. Seine Schwester Bertha litt unter „Schizophrenie“ und wurde zuerst in Hamburg in der Israelitischen Heil- und Pflegeanstalt für Nerven- und Gemütskranke behandelt. 1940 wurde sie im Rahmen des nationalsozialistischen „Euthanasie-Programms“ in der Heil- und Pflegeanstalt Langenhorn ermordet.[7] Wusste Rahel von diesem Schicksal und war davon bewegt, sodass sie sich später in der alternativen Medizin betätigte?

Im Album für Rahel in der Ausstellung „Wir waren Nachbarn" im Rathaus Schöneberg ist zu lesen, dass ihr Vater in den 1930er Jahren als selbständiger Vertreter für eine Hamburger Baustofffirma in Berlin unterwegs war. Zur Zeit ihrer Geburt war er bereits 50 Jahre alt. Laut Ausstellung setzte das Amtsgericht Hamburg im Oktober 1938 einen Unterhaltsanspruch von 39 RM zugunsten von Milda Edith Martens fest; nachgekommen sei der Vater dieser Zahlungsverpflichtung allerdings nie, da sein Arbeitgeber in Liquidation gewesen sei. Joseph Hecht habe sich zur Flucht entschlossen und das Deutsche Reich 1939 in Richtung Belgien verlassen.[8] Nach dem Einmarsch deutscher Truppen wurde er dort verhaftet und im Konzentrationslager Gurs in Südfrankreich inhaftiert. Dort wurde er am 10. August 1941 erschossen.[9]

Rahel durfte ihren Vater nie kennenlernen. Oft sagte sie auf Veranstaltungen und in Interviews, dass er eine für sie unbekannte Person sei, sie habe kein Bild von ihm, keinerlei Erinnerung.[10] Im Unterbewusstsein dürfte sie aber von dem Familienerbe geprägt gewesen sein. Die Hamburger Familie ihres Vaters lebte in deutsch-jüdischer Tradition und war in die Hamburger Gemeinde eingebunden. Diese war zwar wohltätig, aber hätte sie ein außereheliches Familienmitglied akzeptiert? Rahel beschäftigte das Schicksal ihres unbekannten Vaters, indem sie ihm zum Beispiel ein Gedicht widmete:

„Ein Toter in Gurs
Gestaltlos neige ich mich zu Dir.
Mein Gesicht ist leer.
Fürchte dich nicht – hier
lebt kein Ängsten mehr.

Trauernd geht deiner Augen Blick
Über die erdenden Särge hin –
Du trägst in dir aller Zerstörten Geschick
Und birgst meines Sterbens Sinn.

Du allein belebst mein totes Gesicht.
Du bist meine vergangene Gestalt.
Gehe deinen Weg ohne Gericht;
lebe wider die Gewalt.“[11]

Rahels Mutter stammte ebenfalls aus Hamburg. Sie wurde am 24. Juli 1902 als Milda Edith Wolf geboren. Sie war fünfzehn Jahre jünger als Rahels Vater, bei Rahels Geburt bereits 35 Jahre alt. Der Vater von Milda Edith Wolf war Christ, die Mutter Frieda kam aus einer jüdischen Familie.[12] Milda Edith Wolf hatte jung geheiratet und bis zur Ehescheidung den Familiennamen Martens angenommen. Rahel Mann sagte hierzu einmal, dass sie es beeindruckend finde, dass ihre Mutter geschieden war.[13] Ein erster Sohn soll als Kleinkind an einer Lungenentzündung gestorben sein.

In der Geburtsurkunde von Rahel ist eingetragen, dass ihre Mutter als „Propagandistin", also Verkaufsförderin, arbeitete. Heute würde man vermutlich sagen, dass sie im Bereich „Promotion" eingesetzt war. Rahel sagte: „Als sie im Oktober 1936 meinen Vater kennenlernte, arbeitete sie als Kartenverkäuferin bei einem Zirkus."[14] In ihrer Biografie spricht Rahel Mann immer wieder davon, dass ihre Mutter sie nicht gewollt habe.[15] Sie hatte die Schwangerschaft abbrechen wollen, so hatte es Rahel später von einer Freundin der Mutter gehört. Die Versuche blieben aber erfolglos, sie brachte das Mädchen nach acht Monaten in der Brandenburgischen Landesfrauenklinik in Neukölln zur Welt.[16] Aus dieser mussten sie aufgrund ihrer jüdischen Herkunft sofort wieder verschwinden, denn nach den Nürnberger Rassengesetzen wurde die Mutter als „Halbjüdin" eingeordnet. Rahel Mann wurde als „Geltungsjüdin" eingeordnet, weil der Vater „Volljude" war. Nach der Entbindung kam Milda Edith Martens für fünf Monate mit ihrer Tochter im jüdischen Säuglings- und Kleinkinderheim

Niederschönhausen unter. Sie war mittellos, weswegen das Kind anschließend in die Obhut des Neuköllner Jugendamtes genommen wurde. Die nächsten Jahre wuchs Rahel Mann in verschiedenen Pflegefamilien auf, unter anderem bei dem jüdischen Ehepaar Ascher. Dies hatte sie selbst aber erst sehr viel später durch Unterlagen des Entschädigungsamtes erfahren.[17]

Erst im Oktober 1941 nahm Milda Edith Martens ihre Tochter zurück. Im September 1941 trat eine Polizeiverordnung in Kraft, die Juden verpflichtete, sich in der Öffentlichkeit nur mit einem gelben „Judenstern“ zu zeigen. In dieser Zeit starteten auch die ersten

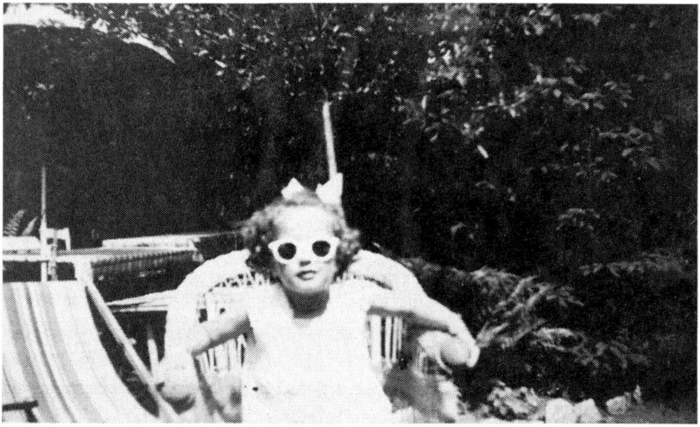

Harz, 1942

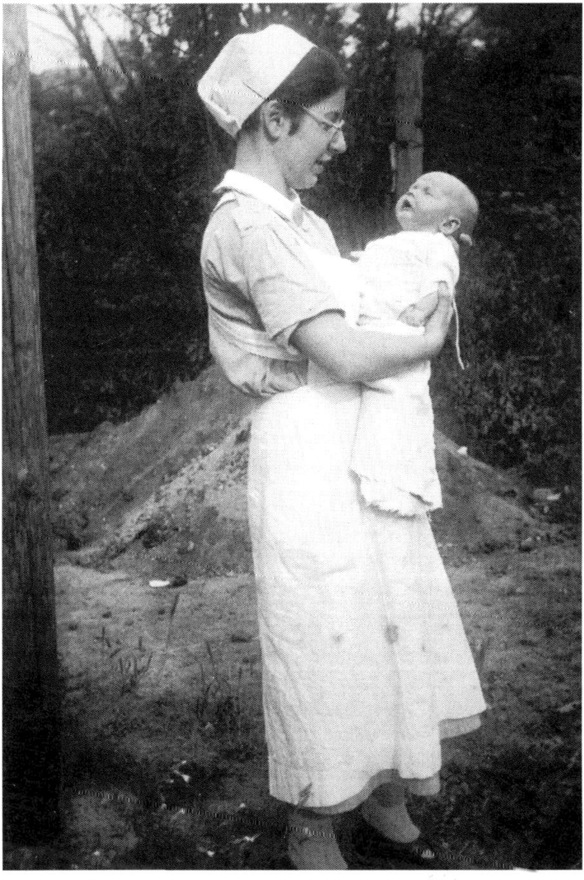

Brandenburgische Landesfrauenklinik in Neukölln

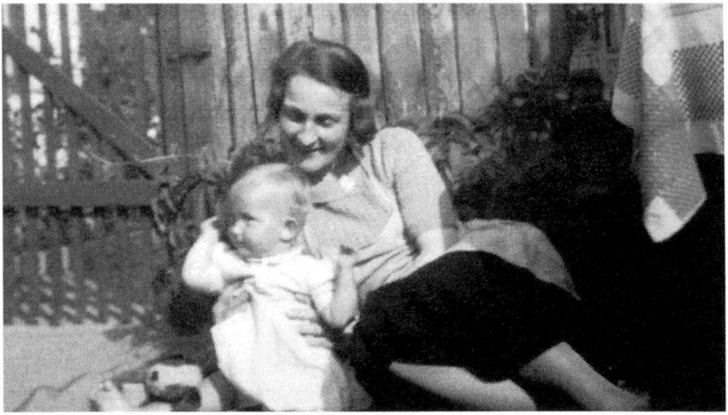

Rahel Mann mit ihrer Mutter

Deportationen aus Berlin: Am 18. Oktober 1941 hatte der erste Transport mit 1013 Menschen den Bahnhof Grunewald nach Litzmannstadt (Lodz) verlassen. Es folgten weitere Transporte in den nachfolgenden Tagen.[18] Nach Erzählungen von Rahel hätten die Pflegeeltern sie kurz vor ihrer Deportation wieder zu ihrer Mutter gebracht.[19] Die Berliner Deportationslisten der ersten Wochen bestätigen das nicht. Es kann aber auch gut sein, dass die Pflegeeltern unter einem anderen Namen registriert waren. Für Rahels weiteres Leben war eines entscheidend: Diese Pflegeeltern hatten es geschafft, die kleine Rahel in ihren ersten drei Lebensjahren mit einem stabilen Urvertrauen auszustatten. „Sicherheit gibt es nur im

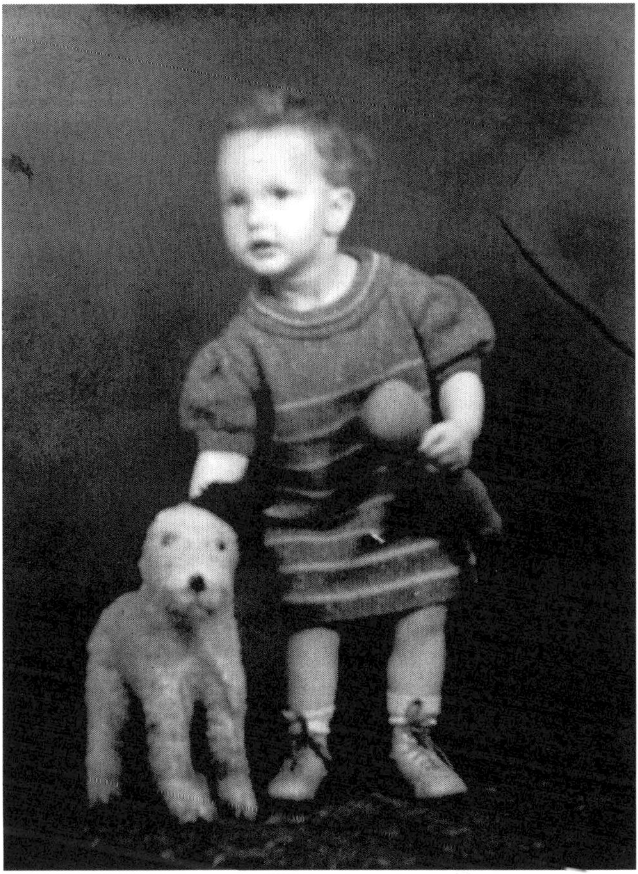

Anfang 1939

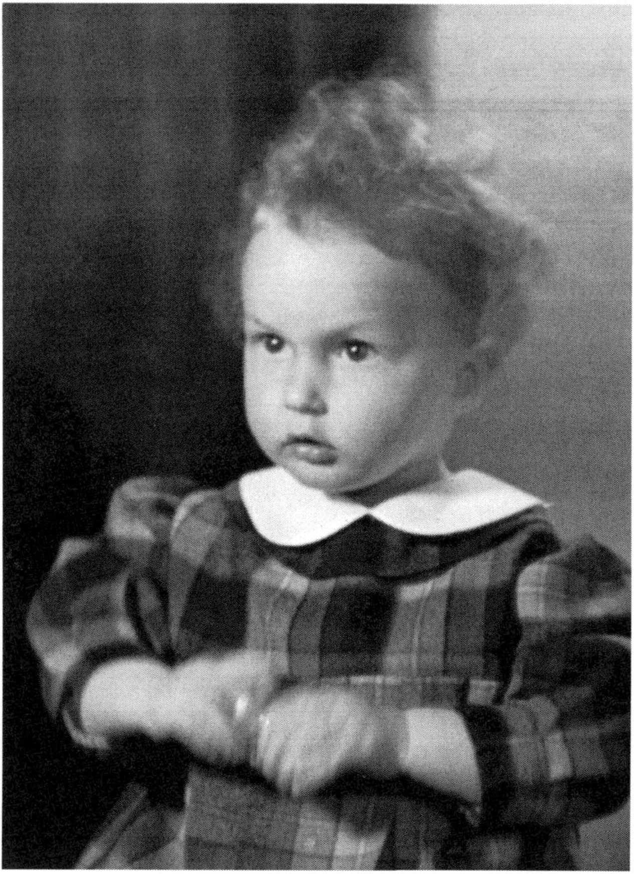

Herbst 1939

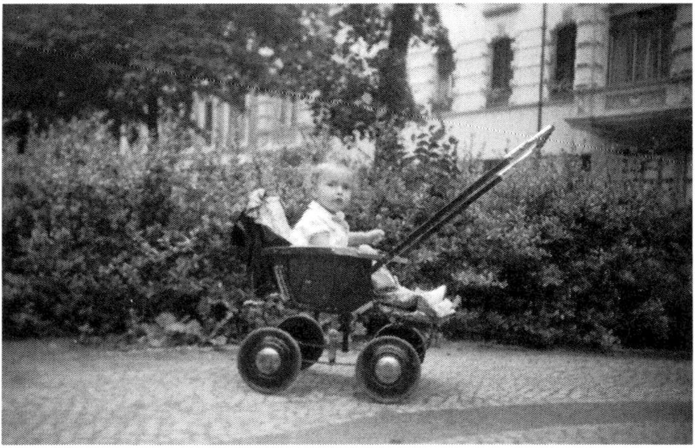

Rahel Mann im Kinderwagen

Urvertrauen“[20], pflegte sie immer zu sagen. Ohne dieses hätte sie die folgenden Jahre nicht überleben können. Aber auch das Ende der offiziellen Pflegschaft wird Rahel das Leben gerettet haben, weil sie nur dadurch die nächsten Jahre unentdeckt bleiben konnte.
Rahel und ihre Mutter wurden in ein „Judenhaus“ eingewiesen. Mit einer anderen jüdischen Familie mussten sie sich ein Zimmer im dritten Stock des Hinterhofes in der Starnberger Straße 2 teilen. Im Bayerischen Viertel befanden sich zahlreiche Wohnungen, in die Juden zwangseinquartiert wurden.

Vor der Machtübernahme durch die Nationalsozialisten hatte es sich um ein sehr jüdisch geprägtes Stadtviertel gehandelt,[21] in dem viele bekannte Juden lebten, darunter Albert Einstein, Alfred Kerr und der Buchhändler Benedict Lachmann. Auch der Literaturkritiker Marcel Reich-Ranicki wuchs in den 1930er Jahren zeitweise hier auf.[22]
Ab ihrer Zeit in der Starnberger Straße setzen bei Rahel die ersten eigenen Erinnerungen ein. Die gemeinsame Zeit mit ihrer Mutter war allerdings nur von kurzer Dauer, etwa ein Jahr. Zum Glück baute sie eine enge Bindung zu der Hauswirtin Frieda Vater auf. Frau Vater war jünger als ihre Mutter, etwa dreißig Jahre alt. Sie hatte keine eigenen Kinder. Ihr Mann war Blockwart und Parteimitglied. Tagsüber verbrachte Rahel sehr viel Zeit bei dem Ehepaar, wenn ihre Mutter arbeiten ging. „Ich mag ihren dicken Busen und Bauch, bei ihr fühle ich mich wohl“, sagt Rahel Mann später als Zeitzeugin.[23] Der Ehemann von Frau Vater wird gewusst haben, dass Rahel Jüdin ist, aber er hatte seine Frau und somit auch Rahel nicht verraten.
Am 20. Januar 1942 fand die Wannsee-Konferenz statt, und daraufhin begann der systematische Massenmord; etwa 55 000 Jüdinnen und Juden wurden bis zum Ende des Zweiten Weltkriegs aus Berlin deportiert und zumeist ermordet. Die Sonderzüge der

Reichsbahn fuhren 1942 vom Grunewald und zusätzlich vom Anhalter Bahnhof und vom Güterbahnhof Moabit ab. 1942 wählten 811 Personen den Freitod, um der Deportation zuvorzukommen.[24] Aus den „Sternwohnungen“ im Bayerischen Viertel, die mit einem Davidstern markiert waren, wurden im Laufe des Jahres immer mehr Menschen abgeholt und neue einquartiert, die dann kurz darauf ebenfalls abgeholt wurden.

Ende 1942 oder Anfang 1943 wurde vermutlich auch die Mutter von Rahel Mann in ein Außenlager des KZ Sachsenhausen deportiert.[25] Aus den Deportationslisten lässt sich das nicht nachweisen. Möglich ist aber auch, dass die Mutter untergetaucht war. Es wäre zu gefährlich gewesen, wenn Mutter und Tochter weiterhin gemeinsam eine „Sternwohnung“ bewohnt hätten, nachdem diese Anfang 1943 alle aufgelöst worden waren. Es gab Nachbarn, die nur darauf warteten, Juden bei der Polizei zu melden. Berlin galt im Frühling 1943 offiziell als „judenfrei“. Eine solche Denunzierung könnte den Ereignissen vorangegangen sein, die Rahel in einem Zeitzeugenbericht darstellt, der hier in Gänze wiedergegeben werden soll:

„An den Tag, an dem sie meine Mutter abholen und ins Lager nach Sachsenhausen bringen, kann ich mich nicht erinnern. Vielleicht bin ich gerade unten bei Frau Vater gewesen. Kurz darauf wird ein Ehepaar

mit ihren vier Kindern in unserer Sternwohnung einquartiert, ich lebe nun mit ihnen. Ihre Namen habe ich vergessen.[26] Als die Gestapo kommt, um diese Familie abzuholen, bin ich in der Wohnung. Fast nehmen sie mich mit. Es muss gegen Ende 1942 sein. Im Gang stehen Männer, einer hält eine Liste, liest laut vier Namen vor. Es sind die der Kinder. Meinen Namen höre ich nicht, es wäre der fünfte gewesen. Die Männer gehen an mir vorbei, öffnen alle Zimmertüren, als seien sie hier zu Hause. Jetzt stehen wir alle dicht gedrängt im Flur, ich neben den Kindern. Einer der Männer hält mich an der Schulter fest. In diesem Moment kommt Frau Vater, die Hauswartsfrau von unten: ‚Dat is mein Nichte. Die jehört zu mir', sagt sie. Ohne Erklärung zieht sie mich fort. Ich fühle ihren festen Griff. Mit mir an der Hand geht sie runter zu der Witwe, die in der Parterre-Wohnung im Vorderhaus lebt.
Ich bleibe alleine im Wohnzimmer und schaue versteckt hinter den Gardinen auf die Straße. Ich sehe, wie der uniformierte Mann von vorhin die Mutter mit dem Gewehr in den Rücken pufft. Sie steht an der Haustür, will nicht in den Wagen gehen. Es ist ein grüner Pritschenwagen, auf dem schon ihr Ehemann und die älteren Kinder sitzen. Sie hält das jüngste Kind auf dem Arm, rührt sich aber nicht von der Stelle. Ich kann nichts hören, was gesprochen wird.

Ich sehe aber im Gesicht des Mannes, dass er sie anschreit. Dann reißt er ihr das Kind aus dem Arm und schleudert es gegen den Wagen. Jetzt höre ich auch etwas. Das Kind schreit, dann ist es still. Der Mann hält es, es bewegt sich nicht, dann wirft er es in den Wagen. Jetzt erst geht die Frau auch zum Wagen. Gar nicht weit weg, vis-à-vis, stehen Leute hinter den Gardinen. So wie ich, aber es passiert nichts. Das habe ich überhaupt nicht verstanden als Kind. Noch heute ist das eigentlich das Schlimmste für mich."[27]
Das Erleben dieser Deportation und die eigene Rettung konnte Rahel ihr ganzes Leben nicht verarbeiten und wiederholte dieses Erlebnis in den Schulklassen und Interviews immer und immer wieder, um zukünftige Generationen wachzurütteln.[28] In ihrer Braunschweiger Zeit verfasste sie das Gedicht „Anne". Beim Verfassen dieser eindringlichen Zeilen könnte sie sich an eines der vor ihren Augen abgeholten Mädchen erinnert haben:

„Du bleiches liebes Mädchen,
du mit den dunklen Augen
und dem schwarzen strähnigen Haar,
du, die leidend vollendet ward:

Warum starbst du?
Und wir leben – leben –

Warum lebe ich?
Um deinen Namen zu sagen –

So wie du gestorben bist,
starb ich in dir;
und so, wie ich lebe,
lebst du in mir –

Und ich lebe,
um deinen Namen zu schreien ..."[29]

Nach dieser Deportation wurde es für die kleine Renate – so hieß Rahel damals noch – zu gefährlich in der Starnberger Straße 2 und sie wurde in verschiedenen Verstecken untergebracht. Es ist davon auszugehen, dass diese alle von Frau Vater organisiert wurden. Rahel konnte sich in ihrem späteren Leben nicht mehr an alle Verstecke erinnern.
Anfangs wurde Rahel bei der Kriegswitwe Christa Seifert untergebracht, die auch eine kleine Tochter hatte. Nach kürzester Zeit tuschelten aber die Nachbarn über das zweite Mädchen und Frau Vater holte die kleine Renate schnell wieder ab.[30] Die nächste Unterkunft war bei einer älteren Dame in Berlin-Wedding, die einen Schrebergarten mit Holunderbäumen hatte. Rahel konnte sich später an den Duft der

Holunderblüten und die Holundersuppe mit Grießklößchen erinnern.[31]

In eindrücklichster Erinnerung blieb ihr aber die Zeit bei der Familie des Pfarrers Eitel-Friedrich von Rabenau der Schöneberger Apostel-Paulus-Kirche. Das Pfarrerspaar hatte sechs Kinder, von denen die ältesten schon aus dem Haus waren. Als jüngstes Mädchen mischte sie sich einfach zwischen die anderen Kinder und lebte mit im Pfarrhaus. Aber auch hier musste sie als kleines Mädchen immer auf der Lauer sein. Sobald die Gestapo das Pfarrhaus aufsuchte, musste sie ganz schnell in den hinteren Teil des Hauses rennen. Und die Gestapo kam immer häufiger, weil Pfarrer Rabenau in der Bekennenden Kirche aktiv war.[32] Rahel hatte Angst.[33]

Pfarrer Eitel-Friedrich von Rabenau hatte für einige Jahre als Teil der Templerbewegung im osmanischen Palästina gelebt und in der Immanuelkirche in Jaffa amtiert. Im November 1917 eroberten britische Streitkräfte Jaffa und er geriet in britische Kriegsgefangenschaft in Gaza und später Ägypten. Rahel erinnerte sich, wie er ihr Gebete auf Hebräisch vorgesungen hatte. Sie saß auf dem Schoß des singenden Pfarrers und fühlte, dass diese Sprache ein Teil ihrer Identität war.[34]

Rahel musste die Familie Rabenau im November 1944 verlassen. Der Pfarrer wurde verhaftet, und obwohl er wieder freigelassen wurde, wurde es seiner Frau danach zu gefährlich, Rahel weiter zu verstecken. Rahel Mann sagte dazu später in einem Interview, dass sie die Frau des Pfarrers Rabenau gut verstehen könne.[35] Also nahm sich Frau Vater ihrer wieder an und brachte sie zurück in die Starnberger Straße 2. Aber auch dort war es zu gefährlich, sie in einer Familie mitwohnen zu lassen. Die Nachbarn würden „interessierte" Nachfragen stellen und sie denunzieren. Schließlich versteckte Frau Vater Rahel im Keller des Hauses, in einem abgetrennten Verschlag.

Der Kellerverschlag war dunkel. Die Fenster waren mit Brettern vernagelt, sodass tagsüber nur durch die Ritzen etwas Licht eindrang. Durch einen Kleiderschrank war der Kellerflur abgetrennt, dahinter lag Rahel auf einer kleinen Matratze, vermutlich im ständigen Dämmerzustand. Frau Vater kam in regelmäßigen Abständen und brachte ihr Essen und leerte den Eimer, der als Toilette diente. Es war tiefster Winter und sehr kalt. Es gab keine Heizung, nur zwei Decken standen ihr zur Verfügung, unter denen sie mit ihrer Kleidung schlief. Rahel musste die ganze Zeit mucksmäuschenstill sein, so wurde es ihr von Frau Vater aufgetragen.[36] Wenn Rahel Schritte auf dem Kellerflur gehört habe, habe sie sich nicht mehr zu atmen getraut, so beschrieb sie die Situation als Zeitzeugin.[37] Trotzdem habe sie keine Angst gehabt und sich in dem Versteck geborgen gefühlt, weil sie niemanden vermisst habe. „Meine Mutter hat mich nicht gewollt, vielleicht hat mir das geholfen“, mutmaßte Rahel.[38] Aber auch ihr junges Alter habe sie gerettet, weil sie die Situation nicht verstanden habe.[39] Als Zeitzeugin wird Rahel – wohl auch, um sich selbst zu schützen – das Bedürfnis gehabt haben, als besonders stark und resilient wahrgenommen zu werden. In ihrem Gedicht „Erinnerung an eine Nuckelpuppe“[40] ging sie hingegen auf die großen Ängste des Kindes im Keller ein. Als erwachsene Frau konnte sie ihre damaligen Angstgefühle in Poesie ausdrücken, in einem Zeitzeugeninterview wäre es für sie viel zu schmerzhaft gewesen.

Eingeweiht in das Versteck war auch noch der 20-jährige Wolfgang Schlüter, der sie in den ersten Monaten regelmäßig besuchte. Er hatte Rahel ein Schulheft mitgebracht und ihr auch die Buchstaben des Alphabets erklärt. In das Heft übertrug sie die Verse eines Kinderbuchs über einen Förster mit seinem braunen Hund. Die täglichen Schreibübungen halfen ihr, diese Monate zu überstehen.[41] Ihr ganzes Leben schrieb sie mit einer wunderschönen Schrift. Das Verschlingen von Büchern und auch das eigene Verfassen von Gedichten wurden später zu Rahels Lebensinhalt.

Nach einem Bombenangriff drangen Karbidgase in den Keller und Wolfgang Schlüter brachte Rahel auf die Straße. Ihre Augen mussten sich zuerst an das Tageslicht gewöhnen. Rahel sah das zerbombte Schöneberg, Leichen lagen aufgestapelt auf dem Bürgersteig und Verletzte baten um Hilfe. „Ich steige mit meinen Kinderschuhen über die Kriegsleichen. Es ist ein Bild, das ich nicht mehr loswerde“, sagte Rahel Mann als Zeitzeugin.[42]

Befreit wurde Rahel durch sowjetische Soldaten, die im Mai in das Haus drangen und sie in dem Versteck fanden. Eindrücklich berichtete Rahel als Zeitzeugin, wie die Soldaten Fotos ihrer eigenen Kinder aus ihren Uniformen zogen und ihr zeigten. Sie sollte keine Angst haben und verstehen, dass die Männer auch Kinder hatten. Sie brachten Rahel nach oben in die „Sternwohnung“. Mit Dosenmilch wurde das völlig unterernährte und erschöpfte Mädchen von einem der Soldaten aufgepäppelt.[43]

Ihre Gefühlswelt im Keller verarbeitete Rahel später in einem Gedicht:

„Erinnerung an eine Nuckelpuppe

Nacht. Bomben. Krachen. Steine fallen.
Ein Kind voller Angst im Keller.
Es zittert. Es weint. Es schreit:
Meine Nuckelpuppe, hellblau,
wo ist sie? – Sie schläft im Kinderbett
im dritten Stock, Hinterhaus.

Das stete Krachen, Jammern – es geht allen
auf die Nerven. Die Puppe her – schneller –!
Die Mutter geht mit schwachen Knien weit,
– lang ist der Weg im flackernden Dunkelgrau.
Vorbei am abgebrochenen Fensterbrett.
Nur Qualm und Brandgeruch – zurück – hinaus!

Kind und Puppe sitzen in den Todeshallen.
Keine Träne mehr. Die Augen blicken heller
in die anderen Gesichter, die voll Gramesleid
Verständnislos den Blick zurückgeben und rauh
und barsch und dumm nur fragen an dieser Stätt':
Wann, wann ist unser tosendes Gesterbe aus?"[44]

Kindheit und Jugend nach dem Krieg

Nach dem Krieg wohnte Rahel Mann weiterhin in der Starnberger Straße 2. Ihre Mutter kehrte aus dem Konzentrationslager oder dem Untergrund dorthin zurück. Für Rahel blieb sie aber eine fremde und distanzierte Person. Eine innige Mutter-Tochter-Beziehung wollte einfach nicht entstehen. Die Mutter war schwer traumatisiert und zusätzlich physisch durch eine Tuberkulose geschwächt.[45]

Am liebsten wollte Rahel wohl zurück in das Pfarrhaus von Pfarrer Eitel-Friedrich von Rabenau. An diese Zeit hatte das Mädchen liebevolle Erinnerungen.[46] Die Anbindung an die Kirchengemeinde wurde von der Mutter auch wieder aufgenommen und Rahel war als Kind tiefgläubig. Sie dachte, dass sie aus Dankbarkeit eine gläubige Christin sein müsste, und trug eine Kreuzkette. In der Apostel-Paulus-Gemeinde feierte sie schließlich 1952 ihre Konfirmation. Pfarrer Eitel-Friedrich von Rabenau wählte für die Konfirmandin allerdings einen Psalm aus und keinen Spruch aus dem Neuen Testament.[47]

Das Ehepaar Vater zog nach Lichterfelde. Rahel sollte sie nach dem Umzug nur ein einziges Mal wiedersehen. Kurz nach dem Krieg besuchte sie das Ehepaar mit ihrer Mutter. Sie sollte Frau Vater einen Blumenstrauß überreichen und „Danke" sagen. Rahel

erinnerte sich später, dass sie kein Wort herausbrachte und von ihrer Mutter dafür gescholten wurde.[48]
Rahels Kindheit in der Nachkriegszeit war geprägt von der Krankheit ihrer Mutter. Sie musste sehr schnell Verantwortung übernehmen und den Haushalt für zwei führen. Umgeben waren die beiden von strammen Nationalsozialisten, aber auch vereinzelten (stillen) Helfern. Rahel hatte mir einmal erzählt, dass mit ihrer Mutter schon darüber gesprochen wurde, ob man Deutschland nicht besser verlassen und zum Beispiel in die USA oder nach Israel auswandern sollte. Aber solche Pläne hatten sich aufgrund der Schwäche ihrer Mutter gleich wieder erledigt. Es blieb ihnen also gar nichts anderes übrig, als in Berlin irgendwie Fuß zu fassen.
Dieses Fußfassen in der Nachkriegszeit gelang Rahel in beeindruckender Weise. In der Schule war sie still. In den Zeugnissen stand zwar immer, dass sich Renate mehr am Unterricht beteiligen müsse,[49] allerdings konnte sie in der Grundschule schon von Anfang an lesen und schreiben. So schaffte sie den Sprung auf das Rückert-Gymnasium in Berlin-Schöneberg aus eigener Kraft, ohne Hilfe der Mutter oder unterstützende Lehrerinnen und Lehrer. Diese waren noch von der Zeit des Nationalsozialismus geprägt und ihr nicht wohlgesonnen. Während der ganzen Schulzeit war sie die einzige Jüdin.

Eine Lehrerin war es dann auch, die sie vor der Schulklasse als „die Jüdin" bezeichnete, und ab diesem Moment begann Rahel, sich Fragen zu stellen.[50] Zuvor war sie immer davon ausgegangen, dass sie im Keller gewesen war, weil sie ein außerhalb einer Ehe geborenes Kind war. Die Mutter beantwortete ihr ihre vielen Fragen nicht und gab ihr eine Ohrfeige.[51] Rahel fand aber Bekannte und Freundinnen der Mutter, denen sie bruchstückhafte Informationen entlocken konnte.

In der Buchhandlung am Bayerischen Platz besorgte ihr der Buchhändler Paul Behr jüdische Literatur.[52] Die Buchhandlung hatte der nach Litzmannstadt deportierte und dort ermordete Benedict Lachmann gegründet. Rahel blieb dieser Buchhandlung ihr ganzes Leben eng verbunden. Sie verschlang die Novellen des Theologen Albrecht Goes, der bereits in den 1950er Jahren zwei kleine kritische Bücher über die Zeit des Nationalsozialismus veröffentlicht hatte.[53] Die Erzählung „Das Brandopfer" war die erste deutsche Veröffentlichung eines nichtjüdischen deutschen Schriftstellers über die Shoah. Sie ist etwas poetisch und abstrakt verfasst und historisch nicht immer präzise. Es geht um das Annehmen einer neuen Identität, um der Verfolgung zu entkommen. Schritt für Schritt begreifen die Lesenden, was in Deutschland passiert war. Rahel fand durch die Lektüre dieser Bücher

einen Schlüssel zu sich selbst. Sie näherte sich ihrem eigenen Schicksal und verfasste schließlich ihre Abiturarbeit über Albrecht Goes.[54]
In ihrer Kindheit und Jugendzeit war Rahel sehr von ihrer Zeit im Keller geprägt, still und schüchtern. Bücher waren ihre Kommunikations- und Inspirationsquelle. Vor allem aber schrieb sie seitenweise Tagebücher, um sich selbst besser zu verstehen.[55] Ihr wurde klar, dass sie selbstbestimmt leben wollte. Bereits mit zwanzig Jahren verließ sie deshalb die mütterliche Wohnung und bezog eine eigene kleine Wohnung. Inspiriert von Albert Schweitzer wollte sie ein Medizinstudium aufnehmen.

Lehramtsstudium und Familiengründung

Den Drang nach Freiheit überlagerte in den 1960er Jahren allerdings das Bedürfnis nach Sicherheit. 1962 starb ihre Mutter, sie hatte dadurch gar keine Herkunftsfamilie mehr. Kurz zuvor hatte sie aber den zehn Jahre älteren Studienrat und späteren Oberschulrat Günther Mann kennengelernt. Dieser hatte eine jüdische Großmutter und war ihr gegenüber sehr wertschätzend und verständnisvoll.[56] Er gab Rahel Sicherheit und Stabilität. Wahrscheinlich durch ihn inspiriert, hängte sie das Medizinstudium erst einmal an den Nagel und wechselte das Studienfach. Sie begann an der Pädagogischen Hochschule, die von 1948 bis 1980 für die Lehrerausbildung West-Berlins zuständig war, Lehramt zu studieren. An dieser Hochschule wurden die Studierenden schon während des Studiums auf die Unterrichtsausübung vorbereitet, sodass das Staatsexamen für das Lehramt schneller erlangt werden konnte. Rahel konnte somit sehr viel früher in das Berufsleben einsteigen. Sie heiratete Günther Mann und bekam 1960 und 1961 zwei Kinder, Andreas und Isabell. Familie hatte sie selbst nie gekannt, nun hatte sie ihre eigene gegründet.[57]
Dieser Schritt in die Bürgerlichkeit ist – trotz Rahels immerwährenden Freiheitsdrangs – sehr gut nachvollziehbar. In ihrem gymnasialen und kirchlichen

Umfeld wird sie von den Konventionen und Erwartungen, die zu dieser Zeit an Frauen gestellt wurden, unweigerlich beeinflusst worden sein. Eine Tätigkeit als Lehrerin war gut vereinbar mit der Gründung einer Familie. Hinzu kam aber auch, finanziell abgesichert zu sein. Durch die schwierige Kindheit mit einer ständig kranken Mutter wird Rahel schon früh den Drang verspürt haben, finanziell auf eigenen Beinen zu stehen. Außerdem gab ihr die frühe Heirat Halt und bis zum Lebensende hatte sie – trotz der Scheidung – einen familiären Schutz.

Die Kleinfamilie lebte in Spandau. Rahel arbeitete an der Siegerland-Grundschule, ihr Mann war Berufsschullehrer. Das Leben war sehr gut strukturiert und Familie und Beruf waren bestens vereinbar. Dies war ganz im Sinne des aufstrebenden Oberschulrates Günther Mann, engte allerdings die freigeistige Rahel immer mehr ein.[58] Nach dreizehn Jahren Ehe wollte Rahel die Scheidung. „Ich habe ihn immer noch geliebt. Es wurde mir aber zu langweilig“[59], sagte sie dazu in einem Interview. Trotzdem behielt sie bis zum Lebensende selbstverständlich und mit einem gewissen Stolz den Familiennamen Mann. Es ist anzunehmen, dass es ihr in der bürgerlichen Familienkonstellation einfach zu eng wurde. Ihre Pläne, ein selbstbestimmtes Leben zu führen und Medizinerin zu werden, wären ihr in der Ehe vermutlich verwehrt geblieben. So viele Frauen in dieser Generation trauten sich – aus ganz unterschiedlichen Gründen – den Schritt in die Eigenständigkeit nicht. Rahel wagte ihn. Nun war sie schon über dreißig und fing in den 1970er Jahren nochmals ein ganz neues Leben an.

Ausbildung zur Heilpraktikerin

„Beieinander liegen
und ineinander schmiegen –
das einzig Glück auf Erden!

Lebenshauch zu spüren,
die Hand zum Liebsten führen –
ist Eines-sein auf Erden!

Und so im Schlaf zu ruhn,
still der Seele Liebes tun –
ist Paradies auf Erden!“[60]

Auf einem Ärztekongress in Israel lernte Rahel den jüdischen Mediziner Wolfgang Mödlinger[61] kennen und die beiden verliebten sich ineinander. Mödlinger war zugelassener Arzt und Psychotherapeut und hatte seine Praxis am Bayerischen Platz. Die beiden bewohnten dort nebenan eine gemeinsame Wohnung. Diese Liebe war voller Leidenschaft. Erstmals gönnte sich Rahel eine schicke Abendgarderobe, ging mit ihrem Lebensgefährten ins Theater und in die Oper, genoss das Großstadtleben. Sie trat nun auch offiziell aus der Kirche aus und ließ sich vermutlich ab dieser Zeit nur noch Rahel und nicht mehr Renate nennen. Ihren Partner nannte sie David.[62]

Ihre Kinder lebten weiter bei Günther Mann, der mit seiner neuen Partnerin auch an den Bayerischen Platz zog.[63] Dieses Familienmodell dürfte wohl damals selbst in Berlin eher unkonventionell gewesen sein. Für Rahel waren Kinder weitaus interessanter, wenn sie älter wurden. So unternahm sie zum Beispiel 1978 gemeinsam mit ihrer siebzehnjährigen Tochter eine Israel-Rundreise. Auch widmete sie ihrer Tochter ein Gedicht:

„Isabell
‚Ich friere in dieser Welt' spricht Kindermund …
Wenig Liebe
für ein schutzloses Kind
geben die Hände der Alten.
Wenn du gewachsen bist,
Mädchen,
wird deine Hand,
wird deine Liebe,
die Welt erwärmen."[64]

Den Lehrerberuf legte sie ab und sie begann eine neue Ausbildung zur Heilpraktikerin. Wie so viele in ihrer Generation besaß sie große autodidaktische Fähigkeiten und beobachtete ihren Lebenspartner bei seiner täglichen Arbeit in seiner Praxis. Die Psychotherapie wurde in Berlin zu der Zeit neu aufgebaut, es

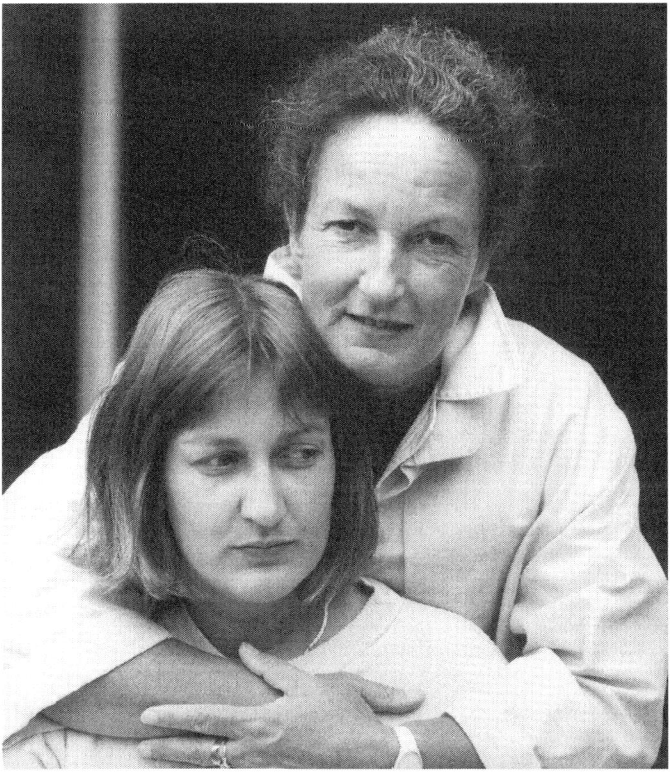

Rahel Mann mit ihrer Tochter Isabell, Anfang der 1980er Jahre in Braunschweig war noch verpönt, zum Psychologen zu gehen. Andererseits litten viele Berlinerinnen und Berliner unter Kriegstraumata, über die nicht gesprochen wurde, aber die dennoch schon ganz vereinzelt behandelt wurden. Die jüdische Psychotherapeutin Anna Maria Jokl hatte bereits zwischen 1955 und 1965 in Berlin darauf hingewirkt, Kriegstraumata zu behandeln.[65] Dieser Schule folgend wurden auch Überlebende der Shoah in der Praxis am Bayerischen Platz behandelt. Rahel ging in ihrem neuen Beruf auf, wurde immer selbstbewusster und wagte mit Ende vierzig nochmals einen ganz neuen Lebensschritt. Sie trennte sich von ihrem Lebensgefährten und zog nach Braunschweig, um dort eine eigene Praxis für Heilpraktik zu gründen.[66]

Braunschweig

Am schicken Steintorwall, fußläufig zum Braunschweiger Theater, mietete Rahel eine geräumige Wohnung mit Terrasse im Obergeschoss.[67] Der Umzug von Berlin nach Braunschweig erscheint mir der größte und wohl auch mutigste Schritt im selbstbestimmten erwachsenen Leben von Rahel gewesen zu sein. Sie gründete ihre eigene Lehrstätte für geistige Heilweisen und praktische Lebensführung, so stand es auf dem Praxisschild. Ihre Kinder waren erwachsen. Die Tochter Isabell war nach Israel ausgewandert. Die Jahre in Braunschweig müssen für Rahel eine Art Sturm-und-Drang-Zeit gewesen sein. Frei von familiären Verpflichtungen und partnerschaftlichen Verbindungen lebte sie hier ein Leben in Freiheit, ganz im Geiste des Philosophen Krishnamurti, dessen freigeistige Weltanschauung sie in den folgenden Jahren besonders prägen sollte.

Die Heilpraxis befand sich im selben Haus am Steintorwall. Rahels ganzheitlicher Ansatz, nicht nur auf die physischen Leiden zu schauen, sondern auch die Psyche mit einzubeziehen, war für viele Braunschweigerinnen und Braunschweiger neu und bescherte ihr zahlreiche Patientinnen und Patienten. Psychotherapien waren zwar immer noch verpönt, besonders in kleinbürgerlichen Milieus in Westdeutschland, aber

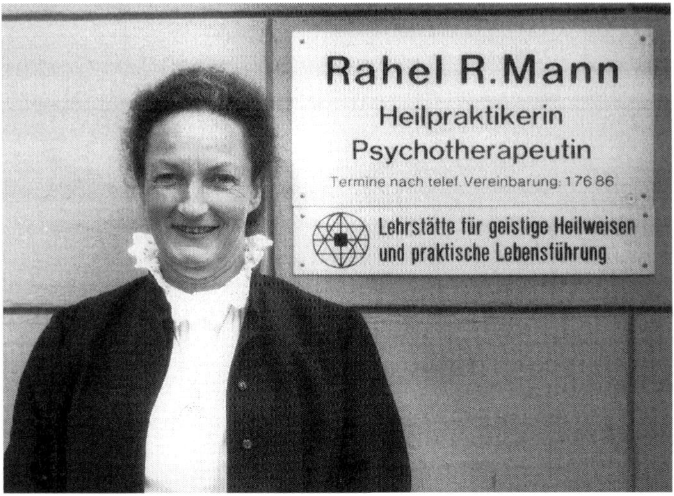

Rahel Mann vor ihrer Heilpraxis in Braunschweig, Anfang der 1980er Jahre

hier in Braunschweig fand sich – wohl auch durch die Universität und das Theater – ein durchaus aufgeschlossenes Publikum. Sie wendete die Alexandertechnik[68] an und setzte darauf, dass ihre Patientinnen und Patienten negative Gewohnheiten selbständig erkannten und durch einen Lernprozess zukünftig vermieden. Mir wurde von einer ehemaligen Patientin berichtet, dass Rahels Praxis besonders gewesen sei und sie vielen geholfen habe.

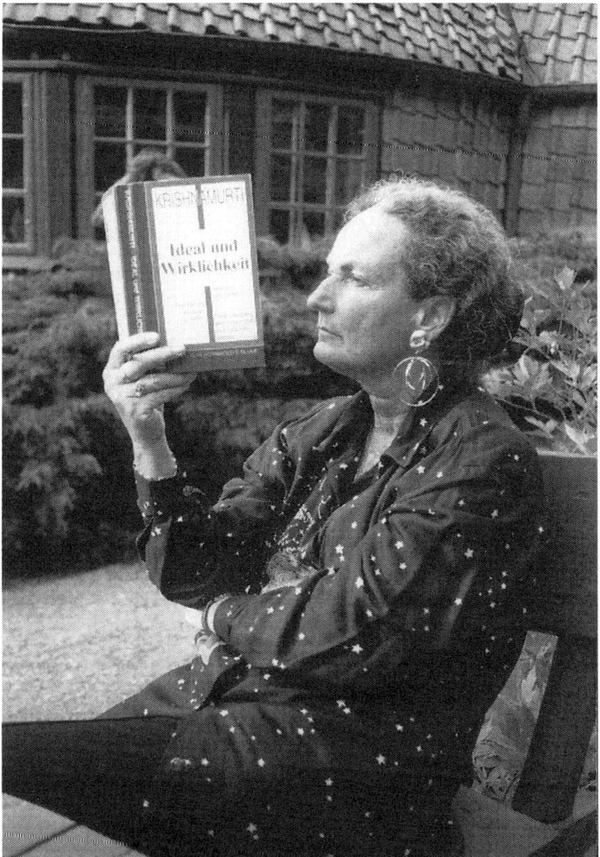

Rahel Mann liest ein Buch des Philosophen Krishnamurti.

Rahel berichtete als Zeitzeugin über ihre Praxis: „Ende der Achtzigerjahre kam ein Mann in meine Praxis, die ich als Heilpraktikerin in Braunschweig führte. Er ging am Stock und war in Sorge, dass ich ihn vermutlich gleich wieder wegschicken würde. Der Mann war ein ehemaliger KZ-Leiter eines Lagers in Schapen/Emsland. Er hatte große Schmerzen – Magenkrebs. Er würde nicht mehr lange zu leben haben. Ich habe ihn behandelt."[69] Dieser Satz löst erst einmal Unbehagen aus. Die Motivation, ihn zu behandeln, dürfte kein Vergeben gewesen sein, obgleich Rahels zeitweise christliche Erziehung dafürsprechen könnte. Meines Erachtens ist allerdings vielmehr zu vermuten, dass Rahel keine Rachegefühle kannte und vielleicht auch so etwas wie Genugtuung verspürte, jetzt in einer Position der Stärke Milde walten zu lassen.
In Braunschweig war Rahel aber nicht nur Heilpraktikerin. Sie beeinflusste auch das dortige intellektuelle und gesellschaftliche Leben und führte die „Salonkultur" ein. In ihrem sehr geräumigen Wohnzimmer mit ausgehender Terrasse veranstaltete sie am Wochenende Lesungen zu spirituellen Themen. Gereicht wurden Tee und Gebäck. Sie studierte Martin Buber, Friedrich Weinreb, aber auch den indischen Philosophen Krishnamurti und hielt Vorträge über deren Werke. Rahel reiste nach Indien und begeisterte sich dort für den Hinduismus und referierte darüber.[70] Als

Autodidaktin bildete sie sich immerzu fort und teilte ihr Wissen.[71]
In der legendären Braunschweiger Buchhandlung Graff saß sie am Wochenende neben dem Regal für Esoterik und Selbsthilfe, um interessierte Kundinnen und Kunden zu beraten.[72] Dadurch entstanden neue Bekanntschaften, die sich ab und an ebenfalls im Wohnzimmer-Salon von Rahel wiederfanden. Aus dem stillen Mädchen im Keller war in Braunschweig eine selbstbewusste Frau geworden, die Scharen von Menschen um sich versammelte. In Berlin hätte sie diese Popularität vermutlich nicht erreicht, selbst die „West-Berliner Insel" wäre hierfür zu anonym und nicht intim genug gewesen. Vielleicht musste Rahel West-Berlin verlassen, um diese ganz eigenständigen Wege zu beschreiten.
Braunschweig ist daher auch der Ort, an dem Rahel ihre Arbeit als Lyrikerin begann. Sie veröffentlichte während dieser Zeit zwei Gedichtbände. Das erste Büchlein „erdundhimmelwärts" erschien im Jahr 1992, der zweite Band „Das Ewige im Menschen" zwei Jahre später. Die Bände beinhalten Gedichte, die unterschiedlicher nicht sein könnten. Mehrere Gedichte behandeln die Themen Liebe und Sehnsucht – eine unabhängige Frau, die fühlt und ihre Sexualität selbstbewusst auslebt. Andere Gedichte behandeln das Überleben in der Shoah, den Keller, die

Bomben und das Lager Gurs, in dem ihr Vater ermordet worden war. Rahel trug ihre Gedichte – anders als ihre esoterischen und philosophischen Vorträge – nicht mehr nur in ihrer Wohnung vor, sondern auch auf der Studiobühne des Braunschweiger Theaters.[73] Der zweite Band enthält Bilder des Malers Erich Constein, der allerdings zur Zeit der Veröffentlichung schon zwei Jahre verstorben war. Zu Rahels fünfzigstem Geburtstag hatte Constein mehrere ihrer Gedichte in Aquarellen verarbeitet. Diese wurden in dem Buch abgedruckt.[74] Constein studierte Anfang der 1930er Jahre Malerei und Grafik an der Kunstgewerbeschule Braunschweig. 1933 trat er in die SA und in den NS-Studentenbund ein.[75] Später soll er die Partei zwar gemieden haben, er meldete sich aber freiwillig zum Wehrdienst. Als Soldat der Wehrmacht war er am Ostfeldzug beteiligt und geriet in sowjetische Kriegsgefangenschaft, aus der er erst im Jahre 1955 zurückkehrte.[76]

Die Stadt Braunschweig hatte ihm in den 1980er Jahren eine Ausstellung gewidmet. Seine Bilder zeigen die Grausamkeiten der Nazizeit, tote Körper im Konzentrationslager neben Soldaten in der Kriegsgefangenschaft. Constein hatte sich als Künstler kritisch mit seiner Vergangenheit auseinandergesetzt und seine Grafiken und Bilder behandelten zu großen Teilen den Zweiten Weltkrieg und das NS-Unrecht.[77] Sie

vermischen aber meines Erachtens die Leiden von Wehrmachtssoldaten in Kriegsgefangenschaft mit jüdischen Opfern in Konzentrationslagern und heben sie damit unrichtigerweise auf eine Stufe.
Die Freundschaft zwischen Rahel und Constein löst deshalb bei mir Unbehagen aus. Aber vielleicht war es genau das, was Rahel provozieren wollte: die dialektische Auseinandersetzung in Deutschland zu suchen und dabei die zwischenmenschlichen Grenzen immer wieder auszutesten. In einem *Spiegel*-Interview sagte sie: „Manche Menschen spüren diesen Rachegedanken. Den habe ich nicht. Ich sah es als meine Aufgabe, die Deutschen an die Juden zu gewöhnen. Ich dachte, es wäre nicht gut, wenn wir einfach alle verschwinden."[78]

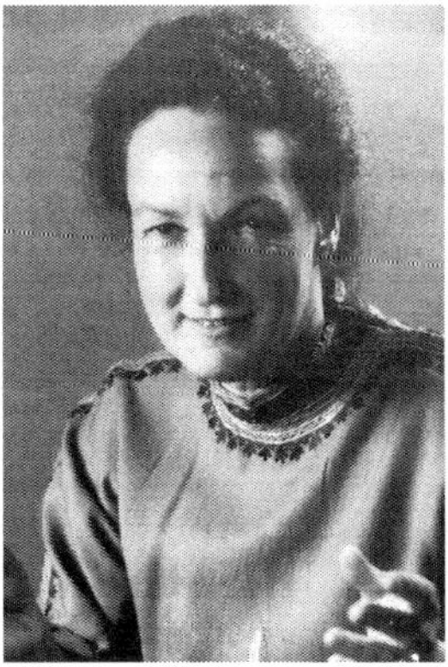
Braunschweig, um 1990

Ihr ganzes Leben hatte sie bis dahin in einem nichtjüdischen Umfeld gewirkt. Fast überall – besonders in ihrer Zeit in Braunschweig – war sie die einzige Jüdin. Es gab Ausnahmen, wie die Freundschaft mit dem Ehepaar Rosen. Edgar Rosen war Professor für Politikwissenschaften an der Universität Braunschweig;

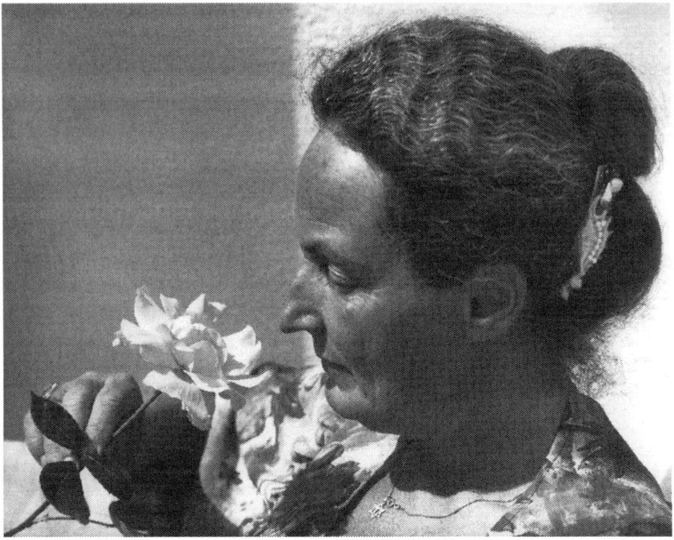

Braunschweig, um 1990

Jahre später besuchte seine Witwe Edith Rahel auch in Israel. Während des Golfkrieges (1991) zog ihre in Israel lebende Tochter Isabell mit ihren beiden Kindern für über ein Jahr nach Braunschweig und lebte bei ihr.[79] Anfang der 1990er Jahre kamen russische Juden als Kontingentflüchtlinge nach Braunschweig und Rahel schaute bei ihnen sofort vorbei.[80] Aber dies waren Einzelfälle während ihrer fast zwanzigjährigen Braunschweiger Zeit. Bei älteren Menschen, die

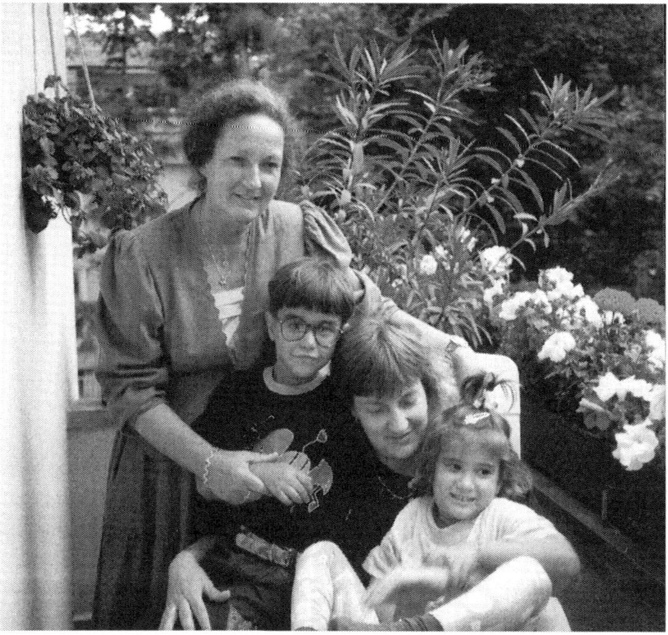

Rahel Mann mit Tochter und ihren Enkelkindern
in Braunschweig, um 1991

sie im Laufe ihres Lebens kennenlernte, war es immer gut möglich, dass diese in die Gräueltaten der Nationalsozialisten verstrickt gewesen waren. Rahel hatte damit einen alltäglichen konfrontativen, aber nicht anklagenden Umgang gefunden.

Für Rahels Freundinnen aus der Braunschweiger Zeit spielte das Judentum keine besondere Rolle, aber dennoch war es immer da. Rahel hatte auch offenen Antisemitismus erleben müssen, ihr Praxisschild wurde beschmiert. Besonders litt sie aber unter dem ihr durchaus begegnenden Philosemitismus. So berichtete sie von „Freundinnen", die sich nur als solche ausgaben, um Rahel als „Aushängeschild" auszunutzen. Das war emotional belastend und schmerzte. Dies war vielleicht auch einer der Gründe, weshalb sie 1997 entschied, nach Israel auszuwandern. Dort wollte sie lernen, bei Freundschaften wachsamer zu sein.[81]

Israel

Mit mittlerweile 60 Jahren begann Rahel erneut ein komplett neues Leben. Eine Lebensversicherung wurde ihr ausgezahlt und sie konnte sich dadurch ihren Traum verwirklichen, nach Israel auszuwandern.[82] Als kleines Mädchen im Versteck hatte sie auf dem Schoß des Pfarrers Eitel-Friedrich von Rabenau die hebräische Sprache zum ersten Mal gehört. Nun wollte sie Hebräisch richtig lernen. Ihr ganzes erwachsenes Leben war sie immer wieder nach Israel gereist. Als sie in Braunschweig lebte, war sie jedes Jahr dort, um ihre Tochter zu besuchen. Das Land Israel war Rahel vertraut und über die Jahre ein wichtiger Teil ihrer Identität geworden. An materiellen Dingen hing sie nicht. Der Braunschweiger Haushalt wurde aufgelöst und der komplette Hausstand kurzerhand verkauft oder verschenkt. Ihre Tochter wohnte in Ashdod, einer mittelgroßen Hafenstadt südlich von Tel Aviv. Dort zog Rahel hin, in dasselbe Haus, aber in eine eigene kleine Wohnung.[83]

In Ashdod leben größtenteils Israelis, die auch dort geboren sind, und russische Neueinwanderer. Rahel konnte sich bei ihrer Ankunft mit niemandem außer ihrer Familie und einigen wenigen Freunden im Land unterhalten. Sie besuchte keinen Hebräischkurs. Durch ihre zahlreichen Israel-Reisen hatte sie schon recht solide Grundkenntnisse, die sie als Autodidaktin weiter ausbauen wollte. Aber mit zunehmendem Alter ist es schwierig, neue Sprachen richtig zu erlernen. Das erging Rahel nicht anders. Sie konnte Hebräisch gut verstehen, aber nie wirklich lesen und sprechen.

War sie in Braunschweig diejenige, die ruhelos war, viele Vorträge hielt und ständig im Vordergrund stand, so dürfte sie in Israel teilweise wieder die ruhigere und in sich gekehrte Person gewesen sein, eine Beobachterin, die sich bei hebräischen Unterhaltungen auf die Mimik und Gestik ihrer Gesprächspartner konzentrierte. In der kleinen englischsprachigen Community von Ashdod fand sie Anschluss. Einmal in der Woche traf sie sich mit pensionierten Amerikanern und Franzosen beim „English Club“.[84]

In den 1990er Jahren wurde auch noch weitaus weniger als heute gereist. Die vielen Freundschaften aus Braunschweig blieben deshalb zum Großteil nicht bestehen, gegenseitige Besuche zwischen Braunschweig und Ashdod gab es so gut wie keine.[85] Mit einzelnen Freundinnen korrespondierte Rahel über Briefe. Ihre enge Braunschweiger Freundin Jutta Brüdern erhielt regelmäßig vollgeschriebene Kladden, die Rahels Eindrücke in Israel festhielten. Die Kladde schien Rahels ständige Begleiterin gewesen zu sein. Sie schrieb von unterwegs, am Strand oder im Straßencafé in ihrer sauberen Schrift und in manchmal poetischer Sprache ihre täglichen Gefühle und Beobachtungen auf. Sie brauchte die deutsche Sprache wie die Luft zum Atmen.[86]

Es verwundert deshalb auch nicht, dass Rahels drittes Buch während ihrer Zeit in Israel entstanden ist. Gemeinsam mit Hilka Koch veröffentlichte sie im Jahre 2005 den Gedichtband „Ich reiche dir meine Hand".[87] Die beiden Autorinnen könnten wieder einmal unterschiedlicher nicht sein. Hilka Koch ist die Tochter eines SS-Mannes und setzt sich in ihren Texten kritisch mit der Vergangenheit ihres Vaters auseinander. Die Gedichte sollen laut Klappentext einen literarischen Dialog über die deutsche Vergangenheit anstoßen. Mit Hilka Koch ging Rahel auf Lesereise und die beiden Frauen stellten das Buch im Frühjahr 2005 auf der Leipziger Buchmesse vor.[88]

In dem Buch präsentiert Rahel sich als israelische Autorin, sie scheint dort angekommen zu sein. In dem Gedicht „Des Widerspruches Wirklichkeit" setzt sie sich mit der Dialektik der Bedrohungslage und eines geborgenen Wohlgefühls auseinander, die vielen Israelis bekannt vorkommen dürfte. Das von ihr beschriebene Huletal ist ein Naturschutzgebiet im Norden Israels.

„Soldaten stehen an der Grenze zum Libanon.
Auf den Golanhöhen schallt es wieder
von den Schüssen, die Lebenden gelten.
Ich stehe im Abendfrieden des Hermonschattens,
und der Mond schleicht über die Höhen des Berges,
in dessen Schluchten gekämpft wird …

Noch nie hatte meine Seele Frieden geatmet –
So tief, so rein, so lebendig,
wie an diesem Abend im Huletal“[89]

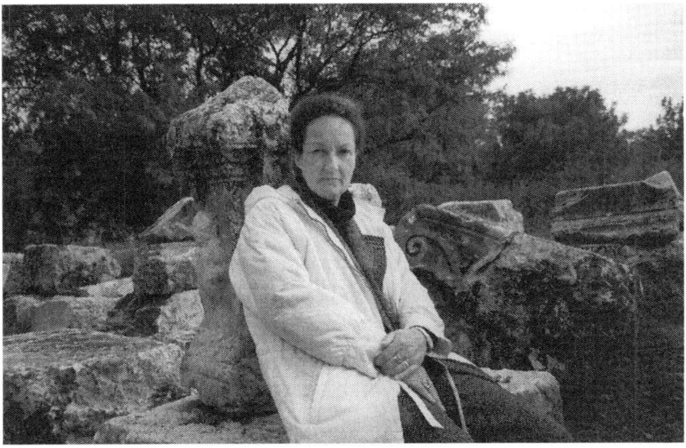

Rahel Mann in Israel, um 2000

Im September 2000 begann die zweite Intifada. Bis in das Jahr 2005 wurden ständig Selbstmordattentate begangen. Rahel nennt die Attentäter in einem Interview die „Bombenmenschen mit Bombengürteln“.[90] Ab 2001 flogen zusätzlich aus dem Gazastreifen regelmäßig Raketen auf die anliegenden Städte. Ashdod ist vom Gazastreifen nur etwa dreißig Kilometer entfernt. Rahel erlebte dort ständig Raketenbeschuss und das Geheul von Sirenen. Sie musste sich in Sicherheit begeben. Ihr Körper rebellierte: „Auch als erwachsene Frau erlitt ich immer wieder diesen schockartigen Durchfall in Stresssituationen. Während meiner Zeit in Israel lösten die Sirenen bei Bombenangriffen ebenfalls diese Reaktion aus. Das ist das Trauma. Es begleitet einen ein Leben lang“, sagte sie im *Spiegel*-Interview.[91] 2006 begann der Libanonkrieg. Auch der Norden Israels wurde mit Raketen beschossen. Das wurde zu viel. Aus gesundheitlichen Gründen war ein Leben in Israel für Rahel nicht länger möglich.

Zeitzeugin in Berlin

Nach zehn Jahren in Israel und im Alter von siebzig Jahren startete Rahel ihren letzten Lebensabschnitt in Berlin. Sie zog zurück in den Berlin-Schöneberger Kiez, in dem ihr Leben unter schwierigsten Umständen begonnen hatte. Es war keine Rückkehr in die „alte Heimat", wie manche vermuten oder harmoniebedürftig sagen mögen. „Meine Heimat ist meine Sprache. Ich brauche keinen Ort", sagte Rahel dazu in einem Interview.[92] Es war eine Rückkehr in ihren deutschen Sprachraum.

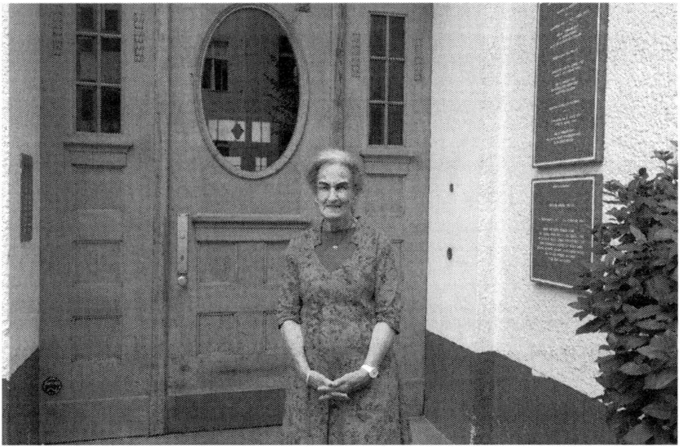

Rahel Mann vor der Starnberger Straße 2, Herbst 2021

Sie mietete eine Einzimmerwohnung in einem Mehrfamilienhaus in der Fuggerstraße in Schöneberg, fußläufig von der Starnberger Straße 2, wo sie die Shoah im Kellerversteck überlebt hatte. Ihre Wohnung war klein; wenn sich die Wohnungstür vor dem Fahrstuhl im Hausflur öffnete, stand man gleich in der Küchenzeile. Dahinter war ein gemütlicher Raum, bis unter die Decke mit Büchern gefüllt. Am Rande stand ein erhöhtes Bett, das mit der Tagesdecke wie eine Therapeutencouch wirkte. Vom Schreibtisch blickte sie auf einen Innenhof mit Bäumen. Dort konnte sie ihre Gedanken schweifen lassen. Freunde traf sie lieber

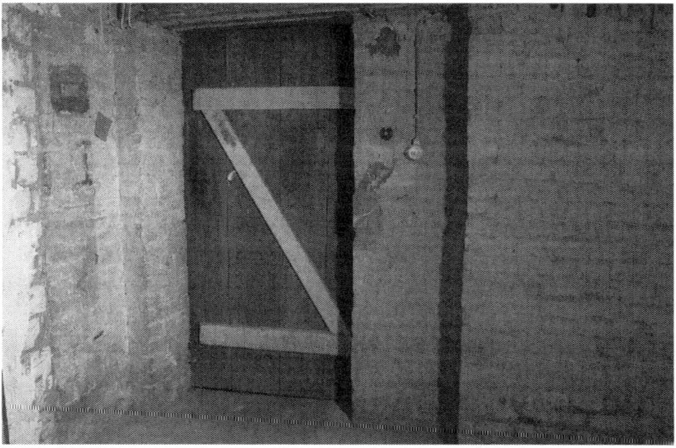

Kellerverschlag Starnberger Straße 2

außerhalb, aber manchmal auch auf einen kurzen israelischen Kaffee in dieser kleinen Oase.
Berührungsängste, die Orte des Schreckens aufzusuchen, hatte Rahel keine, oder sie zeigte es nicht. „Lass uns doch beim Italiener direkt neben dem Keller treffen", schlug sie mir zum Beispiel vor, als ich sie zu ihrem Geburtstag in ein Restaurant ausführen wollte. Dort konnte sie dann bis zum späten Abend mit viel Humor erzählen, zuhören und Ratschläge geben. In Berlin baute sie sich schnell wieder ein großes Netzwerk an Freundinnen und Freunden auf. Sie gehörte in den Schöneberger Regenbogenkiez.
In Tempelhof wurde im Jahre 2012 das Vivantes-Hospiz neu gegründet. Das Hospiz soll sterbenden Menschen eine palliative, pflegerische und medizinische Versorgung bieten. Laut Webseite stehen Symptomlinderung, Zuwendung und psychosoziale Betreuung im Vordergrund.[93] Ohne ehrenamtlich Tätige wäre diese sehr zeitintensive Sterbebegleitung nicht möglich. Rahel war eine dieser ehrenamtlichen Mitarbeiterinnen, die gleich von Anfang an mit dabei waren. Bei dieser Tätigkeit unterschied sie – genau wie damals in ihrer Braunschweiger Praxis – nicht zwischen den einzelnen Patientinnen und Patienten und betreute alle, die ihre Hilfe brauchten. Auch wenn sie nie darüber sprach, ist davon auszugehen, dass zahlreiche unter diesen Sterbenskranken zur Zeit des

Nationalsozialismus in unterschiedlicher Weise mit dem Nazi-Regime verbunden gewesen waren.
Nach ihrer Rückkehr nach Berlin wurde Rahel eine bedeutende Zeitzeugin in Deutschland. Interviews gab sie der gesamten bundesdeutschen Presse, unter anderem dem *Spiegel*, der *Welt*, der *Jüdischen Allgemeinen* und dem *Bayerischen Rundfunk*. Auch die Bundeszentrale für politische Bildung interessierte sich für ihre Geschichte. So erlangte sie bundesweite Bekanntheit. Ansonsten wirkte sie allerdings nur im Berliner Bezirk Schöneberg und wurde darüber hinaus zu keinen größeren politischen oder gesellschaftlichen Veranstaltungen eingeladen, um als Zeitzeugin aufzutreten oder geehrt zu werden. Womöglich hatten die Veranstaltungsorganisatoren Sorgen, dass Rahel aus der Rolle fallen könnte. Diplomatisch und angepasst wollte sie zum Ende ihres Lebens nicht mehr sein. Sie posaunte ihre Meinung immer frei heraus und sagte auch deutlich, wenn ihr gerade etwas nicht passte.
Eine besondere Beziehung hatte Rahel zu der damals amtierenden Schöneberger Bürgermeisterin Angelika Schöttler. Die beiden hatten von Anfang an einen guten Draht zueinander gefunden. Angelika Schöttler berichtete mir, dass Rahel Mann immer auch ohne Termin bei ihr vorbeischauen durfte. Das Sekretariat wusste Bescheid und ließ sie passieren. Besonders

schätzte die damalige Bürgermeisterin, dass Rahel Tipps gab, nie einseitige Kritik äußerte und ihr auch immer Lob zusprach, wenn im Bezirk nach ihrer Ansicht etwas besonders gut gelaufen war.[94] Ich erinnere mich noch an Rahels Anrufe, dass man sich spontan treffen könne: Sie sei bei mir in der Nähe, weil sie noch kurz bei der Bürgermeisterin im Rathaus vorbeigeschaut habe.

Als Zeitzeugin war sie in der Ausstellung „Wir waren Nachbarn" aktiv, wo sie einmal im Monat die Geschichte eines anderen überlebenden jüdischen Kindes vortrug. Einmal im Jahr las sie ihre eigene Geschichte vor. Sie wirkte auch als Zeitzeugin in ihrer alten Schule, dem Rückert-Gymnasium. Am Tag des offenen Denkmals führte sie Berlinerinnen und Berliner in den Keller in der Starnberger Straße 2.

Außerhalb des Bezirks Schöneberg war Rahel persönlich nicht besonders bekannt. In Bayern kenne man sie besser als in ihrer Heimatstadt, meinte sie trocken bei unserer letzten Begegnung und spielte darauf an, dass die Stadt Berlin nie auf sie zugekommen sei. Dafür sei es nun zu spät. Im Bezirk Schöneberg sei sie dafür umso bekannter, tröstete ich sie. Keine andere Berliner Zeitzeugin sei so mit einem einzelnen Bezirk verbunden wie sie. Das ließ die schon von Krankheit gezeichnete Rahel schmunzeln.

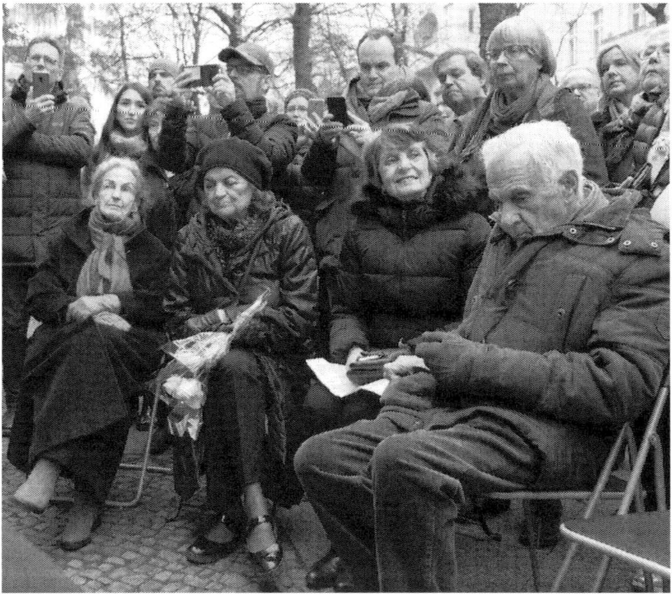

Stolpersteinverlegung in Gedenken
an Max und Frieda Frohnhausen am 8. November 2019
in der Meininger Straße 4 in Berlin-Schöneberg,
ganz links Rahel Mann,
Dritte von links Susan Loewenthal Lourenço

Rahel starb am 31. März 2022. Am 6. Mai 2022 strömten noch einmal zahlreiche Schönebergerinnen und Schöneberger in das Rathaus Schöneberg, um ihr bei einer Gedenkveranstaltung die letzte Ehre zu erweisen. Danach gingen einige von ihnen noch zum Friedhof Alt-Schöneberg, wo sie ihre letzte Ruhestätte gefunden hat. Nicht weit von ihrem Grab entfernt liegt der Pfarrer Eitel-Friedrich von Rabenau begraben. Auf diesem historischen Berliner Friedhof finden sich aber auch mehrere Gräber assimilierter deutscher Juden aus der Gründerzeit, etwa das Grab des Mediziners und Psychiaters Eduard Levinstein, der als Vorreiter der Naturheilkunde 1861 das Maison de Santé in Berlin-Schöneberg gegründet hatte.[95] In diese Historie reiht sich nun auch Rahel Renate Mann ein. Auf Rahels Grab stehen ab und an Gedächtniskerzen in blauen Dosen mit hebräischen Schriftzeichen. Dann ist ihre Familie aus Israel zu Besuch in Berlin. Dort hinterließ Rahel ihre Tochter, zwei Enkelkinder und sieben Urenkelinnen. Letztere konnte sie leider nicht mehr alle kennenlernen. Aber ich bin mir sicher, dass sie auf so viele nachkommende selbstbewusste Mädchen sehr stolz gewesen wäre.

Anmerkungen

1 Museum im Robert Koch-Institut (Hg.): Erinnerungszeichen. Im Gedenken an die zwölf jüdischen Mitarbeitenden, die 1933 das Robert Koch-Institut verlassen mussten, Berlin 2021, S. 10 ff.

2 Rahel R. Mann / Judith Kessler: „Rahel R. Mann: ‚Angst kommt von Enge und das unterstütze ich nicht'" (Interview mit Rahel R. Mann), in: *Deutschland Archiv*, 11.10.2021, online unter: www.bpb.de/341735.

3 Tina Hüttl / Alexander Meschnig: Uns kriegt ihr nicht: Als Kinder versteckt – jüdische Überlebende erzählen, München 2013.

4 Traueranzeige Renate R. Mann, in: *Tagesspiegel*, 10.04.2022, online unter: https://trauer.tagesspiegel.de/traueranzeige/rahel-r-mann.

5 Mann/Kessler (wie Anm. 2).

6 Siehe den Eintrag zu Jacob Hecht in: Stolpersteine in Hamburg, online unter: https://www.stolpersteine-hamburg.de/index.php?&MAIN_ID=7&p=93&r_name__=&BIO_ID=5336&VIEW=PRINT.

7 Ebd.

8 Biografisches Album für Rahel Mann in der Ausstellung „Wir waren Nachbarn" im Rathaus Schöneberg.

9 Serge Klarsfeld: Memorial to the Jews deported from France, 1942–1944. Documentation of the deportation of the victims of the final solution in France, New York 1983.

10 Hüttl/Meschnig (wie Anm. 3), S. 68 f.; Christine Schmitt: „Heute lebe ich ganz", in: *Jüdische Allgemeine*, 27.01.2019, online unter: https://www.juedische-allgemeine.de/gemeinden/heute-lebe-ich-ganz/.

11 Rahel R. Mann / Erich Constein: Das Ewige im Menschen, Heidelberg 1994, S. 8.

12 In ihrem Buch „Das Ewige im Menschen“ schreibt Rahel R. Mann, dass ihre Großmutter Frieda Wolf, geborene Cohen, im Vorstand der jüdischen Gemeinde zu Hamburg gearbeitet hatte.

13 Mann/Kessler (wie Anm. 2).

14 Hüttl/Meschnig (wie Anm. 3), S. 67 f.

15 Ebd., S. 67.

16 Biografisches Album in der Ausstellung „Wir waren Nachbarn“; s. auch Hüttl/Meschnig (wie Anm. 3), S. 67, wo Rahel Mann von einer Taxifahrt quer durch Berlin erzählt und von einem Brutkasten in einer Klinik im Berliner Umland.

17 Sarah Maria Brech: „Rahel Mann: Das Kind, das den Holocaust im Keller überlebte“, in: *Welt*, 13.03.2013, online unter: https://www.welt.de/geschichte/article114370132/Das-Kind-das-den-Holocaust-im-Keller-ueberlebte.html.

18 Andreas Nachama: 12 Jahre – 3 Monate – 8 Tage. Andreas Nachama über die Zeit des Nationalsozialismus, Berlin/Leipzig 2021, S. 230–240.

19 Brech (wie Anm. 17).

20 S. auch Traueranzeige im *Tagesspiegel* (wie Anm. 4).

21 S. hierzu Gudrun Blankenburg: Das Bayerische Viertel in Berlin-Schöneberg. Leben in einem Geschichtsbuch, Berlin 2016, S. 29, die schreibt, dass das wohlgeordnete Stadtviertel auch „Jüdische Schweiz“ genannt wurde.

22 Ebd., S. 45 ff. mit weiteren Namen bekannter Persönlichkeiten, die im Bayerischen Viertel gelebt haben.

23 Brech (wie Anm. 17).

24 Nachama (wie Anm. 18), S. 264.

25 Hüttl/Meschnig (wie Anm. 3), S. 70; s. auch Brech (wie Anm. 17).

26 Später berichtete Rahel Mann, dass sie in der Wohnung gewesen sei, um mit den Kindern zu spielen bzw. um sich Spielzeug zu holen, s. hierzu Rahel Mann: „Der SS-Mann schlug das Kind

an den Wagen, bis es nicht mehr schrie", in: *Spiegel Geschichte* 4/2019 „Jüdisches Leben in Deutschland", S. 82, online unter: https://www.spiegel.de/geschichte/wie-nachbarn-rahel-renate-mann-vor-der-ss-versteckten-a-1282817.html; Mann/Kessler (wie Anm. 2).

27 Mann (wie Anm. 26), S. 71 f.

28 Ebd., S. 82; Mann/Kessler (wie Anm. 2).

29 Rahel Mann / Hilka Koch: Ich reiche Dir meine Hand. Gedichte, Gedanken, Texte, Oldenburg 2005, S. 32.

30 Hüttl/Meschnig (wie Anm. 3), S. 74.

31 Ebd.; s. auch Schmitt (wie Anm. 10).

32 Hüttl/Meschnig (wie Anm. 3), S. 75.

33 Schmitt (wie Anm. 10).

34 Hüttl/Meschnig (wie Anm. 3), S. 76.

35 Ebd., S. 77.

36 Ebd., S. 78.

37 Schmitt (wie Anm. 10).

38 Hüttl/Meschnig (wie Anm. 3), S. 67

39 Ebd., S. 80.

40 Mann/Constein (wie Anm. 11), S. 7.

41 Schmitt (wie Anm. 10).

42 Hüttl/Meschnig (wie Anm. 3), S. 80.

43 Ebd., S. 80 f.

44 Mann/Constein (wie Anm. 11), S. 7.

45 Hüttl/Meschnig (wie Anm. 3), S. 81; Mann (wie Anm. 27), S. 82, 84; Mann/Kessler (wie Anm. 2).

46 Hüttl/Meschnig (wie Anm. 3), S. 75.

47 Mann/Kessler (wie Anm. 2).

48 Brech (wie Anm. 17).

49 Hüttl/Meschnig (wie Anm. 3), S. 80.

50 Mann/Kessler (wie Anm. 2).

51 Schmitt (wie Anm. 10).

52 Mann/Kessler (wie Anm. 2).

53 Albrecht Goes: Unruhige Nacht, Hamburg 1950; Albrecht Goes: Das Brandopfer, Frankfurt am Main 1953.

54 Gespräch des Autors mit Jutta Brüdern am 30. Juni 2024.

55 Ebd.

56 Gespräch des Autors mit Isabell Albo am 30. September 2024.

57 S. hierzu auch Brech (wie Anm. 17).

58 Gespräch des Autors mit Isabell Albo am 30. September 2024.

59 Mann/Kessler (wie Anm. 2),

60 Rahel R. Mann: erdundhimmelwärts. Gedichte, Eberbach 1992, S. 15.

61 Siehe den Aufsatz von Mödlingers Tochter Amelie Mödlinger: „Holocaust, Trauma und transgenerationale Weitergabe", in: *Gestalttherapie*, Heft 1/2022, S. 3 ff.

62 Gespräch des Autors mit Jutta Brüdern am 30. Juni 2024.

63 Gespräch des Autors mit Isabell Albo am 30. September 2024.

64 Mann (wie Anm. 60), S. 10.

65 Anna Maria Jokl: Die Reise nach London. Wiederbegegnungen, Frankfurt am Main 1999, S. 116 ff.

66 Gespräch des Autors mit Jutta Brüdern am 30. Juni 2024.

67 Ebd.

68 Gespräch des Autors mit Christiane Velke am 16. Januar 2024; s. hierzu Wilfred Barlow: Die Alexandertechnik: Gesundheit und Lebensqualität durch richtigen Gebrauch des Körpers, München 1983.

69 Mann (wie Anm. 26), S. 84.

70 Gespräch des Autors mit Christiane Velke am 16. Januar 2024 und Gespräch des Autors mit Jutta Brüdern am 30. Juni 2024.

71 S. hierzu auch das Profil von Profil von Rahel Mann in: Jutta Brüdern / Peter Lufft: Profile aus Braunschweig, Salzgitter 1996.

72 Gespräch des Autors mit Christiane Velke am 16. Januar 2024.
73 Gespräch des Autors mit Jutta Brüdern am 30. Juni 2024.
74 Mann/Constein (wie Anm. 11).
75 Städtisches Museum Löwenwall Braunschweig: Katalog zur Ausstellung „Erich Constein“ vom 15. August – 28. September 1982, Braunschweig 1982. In dem Katalog findet sich auch ein Abdruck von Rahel Manns Gedicht „Ein Toter in Gurs“. Hier wird das Gedicht so interpretiert, dass der Vater zu der Tochter spricht.
76 Ebd.
77 S. auch Städtisches Museum Braunschweig/Stiftung Prüsse (Hg.): 15. Oktober. Die Zerstörung der Stadt Braunschweig 1944. Ausstellungskatalog, Braunschweig 2019, S. 112.
78 Mann (wie Anm. 26), S. 84.
79 Gespräch des Autors mit Isabell Albo am 30. September 2024.
80 Gespräch des Autors mit Jutta Brüdern am 30. Juni 2024.
81 Ebd.
82 Mann/Kessler (wie Anm. 2).
83 Gespräch des Autors mit Isabell Albo am 30. September 2024.
84 Ebd.
85 Viele alte Braunschweiger Freundschaften blühten allerdings wieder auf, nachdem Rahel 2007 nach Berlin zurückgekehrt war.
86 Gespräch des Autors mit Jutta Brüdern am 30. Juni 2024.
87 Mann/Koch (wie Anm. 29).
88 Andreas Berger: „Eine Jüdin und die Tochter eines SS-Mannes wollen sich vom Hass befreien“, in: *Braunschweiger Zeitung*, 15.03.2005, online unter: https://www.braunschweiger-zeitung.de/kultur/article150414290/Eine-Juedin-und-die-Tochter-eines-SS-Manns-wollen-sich-vom-Hass-befreien.html. Nach ihrer Rückkehr nach Deutschland, unternimmt Rahel noch mehrere Lesereisen mit Hilka Koch.

89 Mann/Koch (wie Anm. 29), S. 37.

90 Fernsehinterview mit Rahel Mann im „Alpha Forum“, BR Klassik, 28.10.2014 (ab Minute 40).

91 Mann (wie Anm. 26), S. 84.

92 S. den Artikel zur Buchvorstellung von Rahel Mann und Hilka Koch in Hude: Ascan Dieffenbach: „Eine bewegende Begegnung“, in: *Nordwest Zeitung*, 17.01.2011, online unter: https://www.nwzonline.de/kultur/hude-literatur-eine-bewegende-begegnung_a_1,0,664584860.html#.

93 https://hospiz.vivantes.de.

94 Gespräch des Autors mit Angelika Schöttler am 17. Januar 2024.

95 S. hierzu Pressemitteilung „Gedenktafel für das ‚Maison de Santé‘“, 11.10.2024, online unter: https://www.berlin.de/ba-tempelhof-schoeneberg/aktuelles/pressemitteilungen/2024/pressemitteilung.1493368.php.

Bibliografie Rahel R. Mann

Rahel R. Mann: „Ein Toter in Gurs“, in: Städtisches Museum Löwenwall Braunschweig: Katalog zur Ausstellung „Erich Constein“ vom 15. August – 28. September 1982, Braunschweig 1982

Rahel R. Mann: erdundhimmelwärts. Gedichte, Eberbach 1992

Rahel R. Mann / Erich Constein: Das Ewige im Menschen. Gedicht und Bild, Heidelberg 1994

Rahel R. Mann / Hilka Koch: Ich reiche Dir meine Hand. Gedichte, Gedanken, Texte, Oldenburg 2005

Abbildungsnachweis

S. 4, 24, 25, 26, 27, 28, 29: Ullstein Bild – Lengemann/Welt

S. 49, 52, 53, 58, 59, 64: Jutta Brüdern, Braunschweig

S. 57: Christiane Velke, Eutin

S. 66, 67: Sharon Adler / PIXELMEER

S. 71: Projekt Stolpersteine Tempelhof-Schöneberg

Über den Autor

Dirk Clausmeier
geboren 1975, Dr., studierte Rechtswissenschaften in Potsdam, Paris und Berlin. Im Rahmen seiner Ausbildung lebte er mehrere Monate in Kambodscha und Tansania. Nach seinem Abitur absolvierte er einen Freiwilligendienst am Centre de Documentation Juive Contemporaine (CDJC) in Paris. Er ist Autor mehrerer Kurzgeschichten. Er lebt mit seiner Familie in Berlin.